Pocket HISTOLOGY

カラー
ポケット
組織学

著　リサ・リー
監訳　樋田 一徳
訳　園田 祐治

西村書店

この本を私の両親に捧げたい。
父と母が私に与えてくれた無条件の愛と自己犠牲は，永遠に恩返しすることができない。

This is a translation of
Lippincott's Pocket Histology

Lisa M. J. Lee, PhD
Assistant Professor
University of Colorado School of Medicine
Department of Cell and Developmental Biology
Aurora, Colorado
USA

Copyright©2014 Lippincott Williams & Wilkins, a Wolters Kluwer business.
Japanese edition copyright©2018 Nishimura Co., Ltd.

Published by arrangement with Lippincott Williams & Wilkins, USA
Lippincott Williams & Wilkins/Wolters Kluwer Health did not participate in the translation of this title.

All rights reserved.
Printed and bound in Japan

本書に記載された医薬品の具体的な適応，用法，副作用については，出版時の最新情報に基づき確認するよう努力を払っていますが，医学は日進月歩で進んでおり，情報は常に変化しています。読者は，薬物の使用にあたっては，必ず製薬会社の医薬品情報をご確認ください。著者および編者(監訳者，訳者)，ならびに出版社は，本書中の誤り，省略，および内容について保証するものではありません。また，本書の情報を用いた結果生じたいかなる不都合に対しても責任を負うことは一切ありません。

監訳者序文

　医学生を教えて30年。解剖学は重要だが，なにしろ内容は膨大で実習もある。学生の苦労は理解できるが，医師になるためだからやむをえない。解剖学には，眼にみえる構造を理解する人体解剖学(マクロ)と，眼にはみえない細かな構造を理解する組織学(ミクロ)があるが，特に後者を苦手とする学生は「ミクロはイメージがわかない」，「似た用語の組み合わせが難しい」，「分子，細胞，組織，臓器……範囲が広すぎる」とつぶやく。広汎な組織学を最初から一字一句記憶に頼れば，それは無理が生じよう。総論的内容(4つの組織：上皮組織，結合組織，筋組織，神経組織)が各論的にいかに全身に組み込まれているのかを知るのが組織学の醍醐味であるが，苦手な学生は混乱している知識をうまく整理する必要がある。そこで最適な指針となるのが本書である。

　本書は，膨大な情報を整理・比較し，適切な組織像やイラスト，説明とともに多様な構造と複雑な用語をわかりやすく図表にまとめている。最新のモデルコアカリキュラムや医師国家試験出題基準の項目にも対応している。必要に応じた補足事項も詳しい。臓器別に主要な疾患の解説もあるので高学年になってからの臨床でも役立ち，共用試験，臨床実習，医師国家試験，さらに卒後の臨床研修や研究現場での復習にも存分に活用できよう。面白いのは「記憶術」。アルファベットの頭文字の配列による記憶術は，漢字よりもスマートで覚えやすい感じがする。

　携行しやすい本書は様々に活用できよう。学生諸君が苦手意識を克服するだけでなく，知識のまとめ方を学び，人体の細かな構造の精巧さと美しさを理解してもらえれば，監訳者としてこのうえない喜びである。

監訳者　樋田一徳

序　文

　健康科学に関する専門教育のカリキュラムは絶えず進化し続けている。学ぶべき事柄がますます増えている今日，新たな発見，技術革新と応用，そしてそれらの具体的内容を，基礎科学のトピックスとどのように位置づけていけばよいかが課題となっている。この意味で，基礎科学で確立された土台はますます重要となり，とりもなおさずこうした状況は，人体についての増え続ける知識を我々がいかに吸収し応用するかに関係してくる。次第に込み入ってくるカリキュラムにおいて，学生と教師は，より効果的で効率性の高いプレゼンテーションと学習法を通した相互の触れあいのなかで，学習の準備，そして学習時間を最大限活かせるような新たな方法を模索している。

　この本は，「解剖学のためのリッピンコットポケットシリーズ」の1つとして，時間の限られた学生のために用意されたものである。図表をベースに解説していくこの本のスタイルは，効果的に学習法を合理化し，視覚的に内容豊富な学習課題に取り組めているかを検討できる。こうしたポケットサイズの，すぐに参照できるスタイルの組織学の本は，持ち運びに便利であり，実用性に富み，そして必要度が高い。サイズは小さくとも，省略したものはなく，臨床的に重要な多くの事例，記憶術，そして図表を用いた学びやすさは，読者の意識を喚起させるだろう。

　私は，この本が，卒後および専門的な健康科学プログラムを含むあらゆる場面で，臨床的に土台となる考え方を学ぼうとするすべての学生に大いに役立つであろうことを信じている。

リサ・M・J・リー

謝　辞

　この本を上梓するにあたり，私は学生諸君と大学関係者に感謝したい。彼らはここで示したような高度で効果的な学習法および教授法をつくりあげていくうえで大いに協力してくれた。同時に，私の考え方を具現化し，学生にとって収穫のある教材をつくるうえで大変貴重な示唆を与えてくれたダグラス・グールド博士にも深く感謝したい。

目　次

監訳者序文　iii
序　文　iv
謝　辞　v

1章　組織学の基本原理　　　　　　　　　　　　　　　1

◆ **基本原理** ……………………………………………………………… 1

組織学における手技 1／細胞学 4／顕微鏡 8

2章　上皮組織　　　　　　　　　　　　　　　　　　10

◆ **上皮組織** ……………………………………………………………… 10

上皮の完全性 10／上皮の分類 12／上皮の種類 15／腺 18

3章　結合組織　　　　　　　　　　　　　　　　　　24

◆ **結合組織** ……………………………………………………………… 24

結合組織の構成要素 24／結合組織の特性 28／特殊な結合組織 32／支持結合組織：軟骨 35／支持結合組織：骨の一般的特徴 38／支持結合組織：骨 40

4章　筋組織　　　　　　　　　　　　　　　　　　　49

◆ **筋組織** ………………………………………………………………… 49

3種類の筋組織 49／骨格筋組織 50／3種類の骨格筋線維 55／心筋の組織 56／平滑筋の組織 58

5章　神経組織　　　　　　　　　　　　　　　　　　60

◆ **神経組織** ……………………………………………………………… 60

神経組織の構成 60／中枢神経系：脳 68／中枢神経系：脊髄 70／末梢神経系 72

6章　循環器系　　80

◆循環器系　80
血液 80／心臓 85／血管の一般的構成 88／動脈 89／毛細血管 91／静脈 94

7章　リンパ系　　97

◆リンパ系　97
リンパ組織 97／扁桃 99／リンパ節 102／胸腺 104／脾臓 107

8章　外皮系—皮膚とその付属器　　110

◆外皮系　110
厚い皮膚 110／薄い皮膚 112

◆皮膚の感覚器と付属器　114
感覚器 114／皮膚の付属器 115

9章　消化器系　　120

◆消化器系　120
口腔 120／唾液腺 124／消化管の一般的な組織構造 127／食道 131／胃 133／小腸 136／大腸（結腸）141／肝臓 145／胆嚢 150／膵臓 151

10章　呼吸器系　　155

◆気道　155
上気道 155／下気道 158／呼吸部 163

11章　泌尿器系　　168

◆泌尿器系　168
腎臓 168／腎臓の血管分布 176／尿管 178／膀胱 179

12章　内分泌系　182

◆内分泌系 …………………………………………………… 182
下垂体 182／副腎 187／甲状腺 189／副甲状腺（上皮小体）191／松果体 192

13章　男性生殖器系　194

◆男性生殖器系 …………………………………………… 194
精巣 194／生殖管 198／付属生殖腺 201／陰茎 203

14章　女性生殖器系　206

◆女性生殖器系 …………………………………………… 206
卵巣 206／子宮 213／卵管（ファロピーオ管）219／腟 221／乳腺 222

15章　特殊感覚器系　227

◆特殊感覚器系 …………………………………………… 227
眼球 227／眼球線維膜 230／眼球血管膜 233／網膜 235／水晶体 238／耳 239／内耳 242

図の出典　246
索　引（和文索引／欧文索引）　255

組織学の基本原理 1

はじめに

組織学(histology)(マイクロアナトミー〈microanatomy〉)は，組織(tissue)または細胞(cell)レベルでの人体の学習である。病気が分子/細胞レベルで発症すると，疾患の徴候は顕微鏡を使った組織レベルで容易に，また有効に観察できる。顕微鏡で組織を観察するには，サンプルの採取，固定(fixation)，そして染色(staining)のためのいくつかのステップが必要である。それぞれの準備段階で，様々なアーティファクト（人工産物）(artifact)が組織に生じる。多くの染色液や方法，また様々なタイプの顕微鏡により細胞学，組織学的な特徴を観察できる。

基本原理

組織学における手技	
方法	目的
組織標本(tissue preparation)	
1. 組織の取得：生検(biopsy)，外科的切除	1. 顕微鏡観察のための組織採取
2. 固定(fixation)：組織標本(tissue sample)を固定液に入れる	2. 組織変性の防止。微生物の殺滅
3. 処理：化学処理および熱処理を行う	3. 組織の脱水および硬化剤への置換
4. 包理(embedding)：組織を硬化剤（パラフィン）に入れ，組織ブロックを作製	4. 組織を硬化剤の入った型に投入
5. 薄切(sectioning)	5. 薄くスライスし，切片(7〜12 μm)を作製
6. 染色(staining)	6. 異なる種類の色素(dye)や細胞の特徴を観察するための化学物質を用いて透明な組織を染色

(続く)

組織学における手技

方法		目的

染色方法

1. ヘマトキシリン・エオシン(H & E)染色(hematoxylin and eosin staining):2つの色素を用いた最も一般的な染色法

    a. ヘマトキシリン(hematoxylin):塩基性・陽性荷電色素

    b. エオシン(eosin):酸性・陰性荷電色素

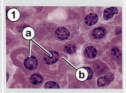

1. 組織の酸性または塩基性部位を染色

    a. 紫から青色の色素。細胞の酸性・陰性荷電部位(核のDNA,RNA,細胞質のリボソームなど)を染色

    b. ピンクから赤色の色素。細胞の塩基性・陽性荷電部位(細胞質内の多数のタンパク質)を染色

2. 組織化学(histochemistry):ある種の細胞構造と色素の化学的結合や反応を用いた観察法

    c. マッソン・トリクローム染色(Masson trichrome staining):膠原線維を青,細胞質をピンクに染色

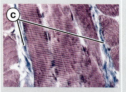

2. 染色剤と組織構造の化学反応によって発色

    c. 結合組織の要素,構成を同定

    d. PAS染色(periodic acid-Schiff staining):グリコーゲンなどの多糖類を暗赤色に染色

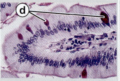

    d. 基底膜や杯細胞など高濃度の多糖類を含む部位を同定

3. 免疫組織化学染色(immunohistochemical staining):目的の抗原に対する特異抗体および化学反応材を標識した二次抗体によって染色

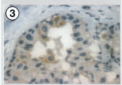

3. 目的のタンパク質を発現する細胞や組織を同定

(続く)

組織学における手技

方法		目的
染色方法		
4. 免疫蛍光染色（immunofluorescence staining）：免疫組織化学染色と同様に，目的の抗原に対する特異抗体を用いるが，二次抗体に蛍光色素を標識することによって，2つ以上のタンパク質をそれぞれ異なる色で染め分けることができる	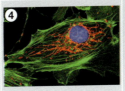	4. 目的のタンパク質を発現する細胞や組織を同定することができ，さらに2つ以上のタンパク質をそれぞれ異なる蛍光色で染め分けることができる

補足事項

- **エオシン好性**（eosinophilia）（**酸好性**〈acidophilia〉）：細胞や組織構造において，酸性色素であるエオシンに染まりやすい傾向。ほとんどの細胞質タンパク質はエオシン好性であり，エオシンで強く染色される。
- **塩基好性**（basophilia）：細胞や組織構造において，塩基性色素であるヘマトキシリンに染まりやすい傾向。核，核小体，細胞質のリボソームは塩基好性であり，ヘマトキシリンで強く染色される。
- その他の正常な細胞内に存在する色素。
  - **メラニン**（melanin）：皮膚の角質産生細胞などにみられる黒褐色の色素。
  - **リポフスチン**（lipofuscin）：心筋，神経細胞，肝細胞などにみられる黄褐色の色素顆粒。水解小体の遺残物と考えられる。
- **アーティファクト**（人工産物）（artifact）：正常な体内構造として存在しない標本作製過程で生じた人工的な構造や欠損，あるいは誤った観察結果。組織標本における一般的なアーティファクトとしては，塵埃粒子の存在，標本の剥がれや浮き，細胞間や組織間の間隙の拡張，脂質で満たされていた部位の空所化などが観察される。

細胞学（cytology）

構造		機能	存在部位
核（nucleus）			
ほぼすべての細胞に存在する塩基好性を示す球形から卵円形の構造	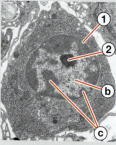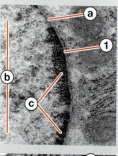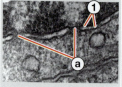	DNA（deoxyribonucleic acid）の貯蔵および遺伝子発現の調節	ほとんどの細胞で中心もしくは傍中心部
1. 核膜（nuclear envelope）：リン脂質二重層（two phospholipid bilayer）		1. 細胞質と核の間で物質の移動を調節する隔壁を形成	1. 核周部
a. 核膜孔（nuclear pore）：核膜に存在する開口部		a. 核膜を通過する物質の調節	a. 核膜のあらゆる部位
2. 核小体（nucleolus）：塩基好性の小型球形構造体		2. リボソームRNA（rRNA〈ribosomal ribonucleic acid〉）の集積	2. 遺伝情報の翻訳活性が高い細胞の核内
3. クロマチン（染色質）（chromatin）：糸巻き状に組織化されたDNAとタンパク質の複合体		3. DNAの組織化	3. 核内
b. ユークロマチン（正染色質）（euchromatin）：DNAがほどけた状態のクロマチン。核の比較的明調な領域に存在		b. 翻訳タンパク質がより結合しやすい領域	b. 遺伝情報の翻訳活性が高い細胞では，ヘテロクロマチンよりもユークロマチンを多く含む
c. ヘテロクロマチン（異染色質）（heterochromatin）：DNAが強く凝集した状態のクロマチン。核の暗調な領域に存在		c. 翻訳タンパク質が結合しにくい領域	c. 遺伝情報の翻訳活性が低い細胞では，ヘテロクロマチンが多く含まれる

（続く）

細胞学

構造		機能	存在部位

他の主要な細胞小器官(organelle)

構造	機能	存在部位
1. ゴルジ装置(Golgi apparatus):膜様構造が層板状に積み重なった嚢 　a. シス面(cis-face):扁平な嚢 　b. トランス面(trans-face):弯曲した嚢	1. 翻訳後のタンパク質を修飾,選別し,小胞への詰め込みが行われる 　a. 新生されたタンパク質を受け入れる 　b. 修飾したタンパク質を細胞内の適切な部位に送り出す	1. 核周囲部。遺伝情報の翻訳活性が高い分泌細胞で特に発達 　a. 核の近接部 　b. 核から離れた位置
2. ミトコンドリア(mitochondria):二重の膜を持つ球形から伸展した楕円形の構造 　c. 外膜(outer membrane):平滑な外層部 　d. 内膜(inner membrane):複雑に折りたたまれたクリスタ(cristae)を形成する内膜部	2. 大量のATP(adenosine triphosphate)産生 　c. ミトコンドリアの外境界部を形成し,ATPトランスポーターを含む 　d. 酸化的リン酸化による大量のATP産生機構を持つ	2. 大量のエネルギー産生を行う細胞で多い 　c. ミトコンドリア外膜 　d. ミトコンドリア内膜
3. 粗面小胞体(rER〈rough endoplasmic reticulum〉):外側にリボソームの付着した膜性の小管または嚢	3. タンパク質合成	3. 遺伝情報の翻訳活性が高い分泌細胞で発達

(続く)

細胞学		
構造	機能	存在部位

他の主要な細胞小器官

4. 滑面小胞体(sER〈smooth endoplasmic reticulum〉): リボソームを持たない膜性の小管 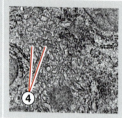	4. 脂質代謝, 膜成分の生成	4. 脂質代謝の盛んな細胞で発達

細胞骨格(cytoskeleton)

細胞内で, 様々な方向に走行する線維状構造群 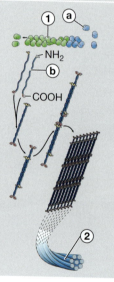 1. アクチンフィラメント(actin filament): 直径6〜8 nm, 様々な長さの細い線維 　a. アクチン単量体(actin monomer) 2. 中間径フィラメント(intermediate filament): 直径8〜10 nmのロープ状線維	細胞の構造維持, 細胞移動, 細胞小器官の固定や足場として機能し, 特に細胞内輸送に関与 1. 細胞の移動や細胞突起の形成に関与。微絨毛(microvilli)では軸構造を形成 2. 細胞の一般的な構造学的支持や細胞小器官の固定に関与	細胞質全体 1. 微絨毛の軸部や筋細胞収縮機構に大量に存在 2. 細胞質全体

(続く)

細胞学

構造	機能	存在部位
細胞骨格		
多数の種類が存在するが，それぞれ組織特異的に発現する		
b. 線維性の単量体タンパク質が四量体を形成し，さらに四量体が8つ会合し中間径フィラメントを形成		
3. 微小管(microtubule)：チューブリン(tubulin)で構成される直径20〜25 nmの中空の管状線維	3. 細胞内輸送や細胞運動に関与	3. 細胞質全体
a. 中心小体(centriole)：9本の三連微小管からなる円柱状構造	a-b. 微小管形成の調節	a-b. 核に近接
b. 中心体(centrosome)：互いに直交する2つの中心小体		
c. 軸糸(axoneme)：中央に1対の微小管とその周囲に並ぶ9個の二連微小管からなる円柱状構造	c. 鞭毛(flagella)，繊毛(cilia)の運動	c. 鞭毛や繊毛の軸部

24 nm

補足事項

- **組織特異的中間径フィラメント**：様々な種類の中間径フィラメントが存在し，組織特異的に発現する（例：ケラチン〈keratin〉は上皮由来の細胞，ビメンチン〈vimentin〉は間葉由来の細胞にのみ発現）。このような特異性は，転移あるいは脱分化した腫瘍細胞の原発部位を同定するのに有用である。
- **細胞の活性を示す組織学的特徴**：一般に正染色性の大型核，明瞭で大型の核小体（時に複数），よく発達したゴルジ装置，リボソームに関連する豊富な RNA を示す塩基好性の細胞質，これらはすべて細胞における遺伝情報の転写および翻訳活性が非常に高いことを示している。一方，小型で異染色性の核，不明瞭な核小体，乏しい細胞質は，不活性な細胞の特徴である。

顕微鏡（microscopy）

タイプ	機能	
光学顕微鏡 (light microscopy)	1. H & E, その他の組織化学，免疫組織化学により染色された組織，細胞を可視光によって観察するための最も一般的な顕微鏡 　a. 位相差顕微鏡(phase contrast microscopy)：細胞の部位によって異なる，光に対するわずかな屈折率の違いを利用し，無染色の組織や生きた細胞の観察に使用される	①
蛍光顕微鏡 (fluorescence microscopy)	2. 蛍光染色（免疫蛍光染色）した組織の観察に使用される。蛍光色素を標識した抗原部位（エピトープ〈epitope〉）を紫外線またはレーザー光を用いて励起させ観察を行う	②
共焦点顕微鏡 (confocal microscopy)	3. 厚みを持つ組織内で，観察したい1つの面だけに焦点を合わせることが可能。観察面以外から生じるノイズを減少させることによって，ボケの少ない像を取得することが可能	③

（続く）

1章 組織学の基本原理

顕微鏡

タイプ	機能	
電子顕微鏡 (electron microscopy)	4. 電子を用いることによって，光学顕微鏡よりもはるかに高い解像度で細胞の構造を観察可能	
	a. 走査型電子顕微鏡(scanning electron microscopy)は表面構造の特徴を三次元的に観察するのに適する	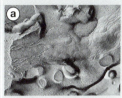
	b. 透過型電子顕微鏡(transmission electron microscopy)は細胞内の構造を二次元的に観察するのに適する	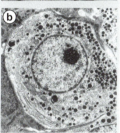

上皮組織 2

はじめに

上皮組織（epithelial tissue）は，われわれの体を構成する4種の基本組織の1つであり，体表面を覆い，体腔を境界し，様々な腺を形成する。上皮組織の特徴は，細胞成分が大部分を占め，細胞外基質（extracellular matrix：ECM）がほとんどないことであり，また上皮の完全性や機能に重要な働きを持つ細胞間の接着装置や情報伝達装置を持つことである。上皮組織は，上皮細胞と直下の結合組織を隔てる基底膜（basement membrane）上に存在する。上皮組織には血管が分布せず，上皮直下の結合組織から拡散する組織液によって栄養されるため，その厚さには限界がある。上皮組織の構成や細胞の種類は，防御，吸収，分泌など，その役割に応じて異なり，上皮の分類や機能を決定する（図2-1〈p15参照〉）。

上皮組織

上皮の完全性（epithelial integrity）		
配列/構造	機能	存在部位
細胞間の連結装置（cell-cell junction）		
1. 密着帯（zonula occludens）（隣接する細胞間をぴったりと塞ぐ不透過性の接着装置）：隣接する細胞膜が密着し，細胞間にクモの巣状の閉鎖装置を形成	1. 上皮細胞間を閉鎖することによって，細胞間隙の物質の移動を阻止し，細胞の極性を維持する	1. 側面細胞膜の最も頂部側

(続く)

上皮の完全性

配列/構造		機能	存在部位
細胞間の連結装置			
2. 接着帯（zonula adherens）：非常に近接した細胞膜間に帯状の接着部として認められ，細胞質側にはアクチンフィラメント（actin filament）の集積による不明瞭な斑が存在 3. デスモソーム（接着斑）（desmosome）：隣接する細胞間隙に電子密度の高い層がみられ，細胞質側には中間径フィラメント（intermediate filament）による高密度の斑が存在	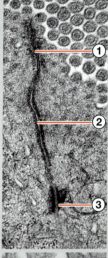	2. 細胞間の接着を補強し，細胞が互いに離れるのを阻止 3. 隣接する細胞を固定するとともに細胞間の接着を補強し，細胞が互いに離れるのを阻止	2. 側面細胞膜で密着帯の直下 3. 側面細胞膜で接着帯下部に散在
4. ギャップ結合（gap junction）（情報伝達のための接着装置）：隣接する細胞膜が非常に近接	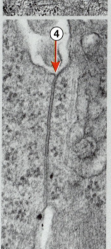	4. 細胞間で情報伝達分子を直接通過させる	4. 側面細胞膜に散在

（続く）

上皮の完全性		
配列/構造	機能	存在部位
細胞と結合組織間の連結装置		
5. ヘミデスモソーム（hemidesmosome）：デスモソームと同様に細胞内に中間径フィラメントによる斑が存在	5. 上皮組織を基底膜を介して結合組織に固定し、上皮が結合組織から剥離するのを阻止	5. 細胞基底面

臨床との関連事項

- **水疱性類天疱瘡**（bullous pemphigoid）：慢性的に水疱が形成される皮膚疾患であり、一般的に表皮（epidermal）の基底膜を攻撃する自己抗体によって生じる。ヘミデスモソーム構成タンパク質の破壊により炎症反応が誘導される。表皮が直下の結合組織から剥離するため、患者の皮膚に痛みを伴う多数の大型水疱が生じる。
- **天疱瘡**（pemphigus）：水疱性類天疱瘡と同様の慢性的に水疱が形成される皮膚疾患であるが、角質産生細胞（keratinocyte）のデスモソームに対する自己抗体によって生じるため、上皮細胞間の連結が失われ、表皮内に水疱が形成される。ヘミデスモソームは正常であるため、上皮と基底膜の結合は維持される。

上皮の分類		
配列/構造	機能	存在部位
細胞層の数による分類		
1. 単層上皮（simple epithelium）：1層の細胞が配列 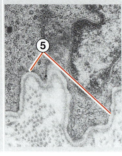	1. 体腔や腺を覆う、吸収、分泌	1. 迅速に物質の移動を行い、吸収や分泌を大量に行う部位

（続く）

上皮の分類

配列/構造		機能	存在部位
細胞層の数による分類			
2. 重層上皮(stratified epithelium): 2層以上の細胞が配列	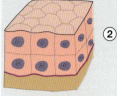	2. 強い外力が加わる抵抗性が必要な部位を保護し覆う	2. 強度や保護を必要とする部位
3. 偽重層上皮(多列上皮)(pseudostratified epithelium): 重層上皮様にみえるが，すべての上皮細胞は基底膜に接する	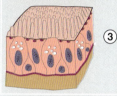	3. 吸収，分泌，物質の流動性を形成	3. 吸収や分泌を行い，分泌物や液体を動かす必要のある部位
上皮頂部細胞の形態による分類			
1. 扁平上皮(squamous epithelium): 薄く細長い核と細胞質を持つ扁平な細胞で構成	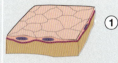	1. 物質の迅速な移動に寄与する。また，重層することによって表層部の保護にあたる	1. 物質の迅速な移動を行う必要がある部位や重層した上皮細胞が表層を保護する構造として存在
2. 立方上皮(cuboidal epithelium): 細胞中央に球形核を持つ立方細胞で構成	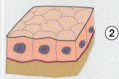	2. 比較的容易に吸収や分泌を行う	2. ある種の外分泌腺や内分泌腺の終末部および導管部
3. 円柱上皮(columnar epithelium): 細胞中央から基底部にかけて楕円形の核を持つ背の高い円柱細胞で構成	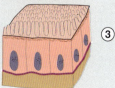	3. 大量の物質の吸収や分泌を行う	3. 腸や気道の内腔を覆う部位

(続く)

上皮の分類

配列/構造		機能	存在部位
移行上皮 (transitional epithelium)			
器官の伸展や収縮に応じて細胞層や細胞の形態が変化	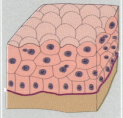	器官の伸展と収縮を行う	膀胱, 尿管, 腎杯, 尿道
上皮頂部の特徴			
1. 角化 (keratinization):扁平な死細胞層	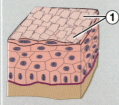	1. 摩擦や乾燥, 機械的刺激に対する保護層を形成	1. 外気や機械的刺激に繰り返し曝される部位
2. 微絨毛 (microvilli):短い多数の細胞質突起	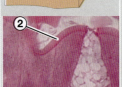	2. 管腔表面積の拡大	2. 大量の分泌や吸収を行う部位
3. 線毛 (cilia):運動性を持つ特殊に変化した細胞質突起	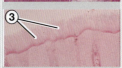	3. 上皮表層の液体に流動性を形成するために一定方向に動く	3. 上皮細胞表面の粘液を動かす必要がある部位
4. 不動毛 (stereocilia):運動性のない長い細胞質突起	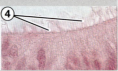	4. 機械受容器としての機能や吸収効率向上のための細胞表面積の拡大に寄与	4. 精巣上体管や特殊感覚上皮

【上皮の分類法】

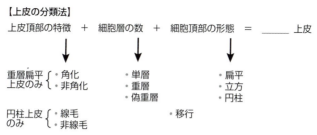

図 2-1：上皮組織の構成や細胞のタイプが，上皮の分類や機能を決定する

上皮の種類		
構造	機能	存在部位
単層扁平上皮（simple squamous epithelium）		
1. 1層の扁平細胞が配列	1. ガス，小型の脂溶物質，液体の迅速な交換	1. 血管内皮，肺胞上皮，体腔の漿膜
単層立方上皮（simple cuboidal epithelium）		
2. 1層の立方細胞が配列	2. 比較的すばやい吸収や分泌	2. 腎臓の尿細管，膵臓の腺房や導管，甲状腺濾胞細胞

（続く）

上皮の種類

構造		機能	存在部位

単層円柱上皮（simple columnar epithelium）

構造		機能	存在部位
3. 1層の円柱細胞が配列	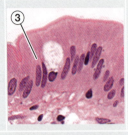	3. 大量の吸収や分泌および表層の保護	3. 腺終末部や大部分の消化管内腔

単層線毛円柱上皮（ciliated simple columnar epithelium）

構造		機能	存在部位
4. 細胞頂部に線毛を持つ1層の円柱細胞が配列	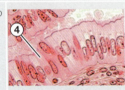	4. 分泌，吸収を行い，上皮表層の液体を流動させる	4. 卵管内腔

多列線毛上皮（偽重層線毛上皮）（ciliated pseudostratified epithelium）

構造		機能	存在部位
5. 線毛を持つ1層の円柱細胞が主体だが，他の種類の上皮細胞が混在	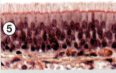	5. 分泌，吸収を行い，上皮表層に液体の流動性を発生	5. 気道内腔のほとんど

角化重層扁平上皮（keratinized stratified squamous epithelium）

構造		機能	存在部位
6. 非常に厚い細胞層 a. 基底膜上に立方細胞が配列 b. 上皮表層にエオシン好性の扁平な無核細胞が配列	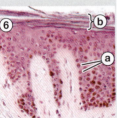	6. 繰り返し加えられる機械的刺激や摩擦から保護し，上皮内部の乾燥を防ぐ	6. 皮膚

（続く）

上皮の種類

構造		機能	存在部位

非角化重層扁平上皮 (nonkeratinized stratified squamous epithelium)

構造		機能	存在部位
7. 厚い細胞層：基底膜上に立方細胞が配列 c. 上皮表層部に有核の扁平細胞が配列	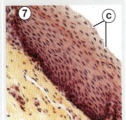	7. 繰り返し加えられる機械的刺激や摩擦から上皮の内層を保護	7. 口腔，食道，腟，肛門管

重層立方上皮 (stratified cuboidal epithelium)

構造		機能	存在部位
8. 2層以上の立方細胞が配列	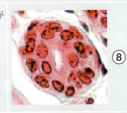	8. 管の形態や開存性の維持	8. 小葉間導管や小葉内導管

重層円柱上皮 (stratified columnar epithelium)

構造		機能	存在部位
9. 2層以上の円柱細胞が配列	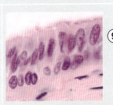	9. 大型の管の形態や開存性の維持	9. 乳頭管

移行上皮 (transitional epithelium)

構造		機能	存在部位
10. 2層以上の多角体形細胞が配列 d. 被蓋細胞（傘細胞）：丸みを帯びた，時に2核を持つ細胞で，細胞頂部が内腔に突出	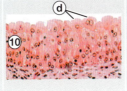	10. 器官の伸展に伴い，細胞層の減少や細胞の扁平化が生じ，収縮すると元の形態に戻る	10. 腎杯，腎盤，尿管，膀胱，尿道の一部

補足事項

- **内皮**(endothelium):血管内腔を縁取る単層扁平上皮。
- **中皮**(mesothelium):体腔の漿膜を縁取る単層扁平上皮。
- **呼吸上皮**(respiratory epithelium):呼吸器系で,ほとんどの気道内腔を縁取る多列線毛円柱上皮。
- **ターンオーバー**(turnover):上皮組織は,4種の基本組織のなかで細胞の更新(ターンオーバー)頻度が最も高い。上皮のターンオーバーにかかる日数は,部位や機能によって異なり,表皮で約30日,結腸の粘膜上皮では1週間ごとに細胞が入れ替わる。上皮組織は,ターンオーバーの頻度が高いため,基本組織のなかで最も突然変異が起こりやすく,腫瘍を生じやすい。
- 被覆上皮と腺上皮。
  - **被覆上皮**(lining epithelia):皮膚の表層を覆い,体腔内面を縁取る。
  - **腺上皮**(glandular epithelia):産生した分泌物を内腔や近傍の血管内に分泌する。腺上皮部は,分泌先の内腔と直接接しておらず,結合組織内で基底膜に隔てられて存在する。

腺(gland)		
構造	機能	存在部位
外分泌腺(exocrine gland)		
内腔へ直接または導管を介して分泌を行う 1. 単細胞性腺(unicellular gland):上皮内に1つの杯細胞が存在	1. 粘液分泌	1. 気道や消化管の上皮内に散在

(続く)

2章 上皮組織

腺			
構造		機能	存在部位
外分泌腺			
2. 単純管状腺 (simple tubular gland)：試験管状の腺 　a. 分泌部 (secretory unit)：単層円柱上皮		2. 粘液分泌	2. 小腸，大腸
3. 単分枝管状腺 (simple branched tubular gland)：2本以上の試験管状の終末部が1本の共通した導管を介して内腔に連絡 　b. 分泌部：単層円柱上皮		3. 多くの場合，粘液分泌	3. 胃の幽門
4. 単純らせん状腺 (simple coiled tubular gland)：強く迂曲した終末部 　c. 分泌部：単層立方上皮から重層立方上皮。大型の明調細胞 　d. 導管 (duct)：重層立方上皮。小型の暗調細胞		4. 汗の分泌	4. 皮膚の汗腺

（続く）

腺		
構造	機能	存在部位
外分泌腺		
5. 単胞状腺(simple acinar gland)：1つの球形終末部に1本の短い導管がつながる 　e. 分泌部：単層立方上皮から円柱上皮	5. 粘液分泌	5. 尿道海綿体部付近のリトル腺
6. 単分枝胞状腺(simple branched acinar gland)：2つ以上の球形終末部に1本の共通した導管がつながる 　f. 分泌部：重層立方上皮。大型海綿状細胞	6. 皮脂分泌	6. 皮膚の脂腺
7. 複合管状腺(compound tubular gland)：2つ以上の管状終末部と2本以上の導管が存在 　g. 分泌部：単層円柱上皮。明調細胞 　h. 導管：単層円柱上皮。暗調細胞	7. 粘液分泌	7. 十二指腸のブルンネル腺
8. 複合胞状腺(compound acinar gland)：2つ以上の球形終末部と2本以上の様々な大きさの導管	8. 水様タンパク性(漿液)分泌	8. 耳下腺，膵臓，乳腺

（続く）

腺

構造		機能	存在部位
外分泌腺			
	i. 分泌部：単層立方から錐体状の漿液分泌細胞が大部分を占める		
	j. 導管：単層立方上皮，単層円柱上皮，重層円柱上皮		
9. 複合管状胞状腺(compound tubuloacinar gland)：2つ以上の管状および球状終末部と2本以上の様々な大きさの導管		9. 粘液，漿液分泌	9. 顎下腺，舌下腺
	k. 単層円柱状の分泌細胞		
	l. 単層立方状の分泌細胞		
	m. 漿液半月(demilune)：単層円柱状の分泌細胞が管状に並ぶ終末部を，単層立方状の漿液分泌細胞が半月状に覆う部位		
	n. 導管：単層立方上皮，単層円柱上皮，重層円柱上皮		

（続く）

腺		
構造	機能	存在部位

内分泌腺 (endocrine gland)

構造	機能	存在部位
導管を持たず，近傍の毛細血管内に分泌を行う	遠く離れた標的細胞にホルモンを作用させる	
1. 単細胞性：腺上皮内に孤立性に内分泌細胞が存在し，核基底側の分泌顆粒を上皮直下の結合組織に分泌	1. ホルモン分泌細胞を含む上皮細胞群に作用	1. 消化管全般に散在
2. 索状：多数の毛細血管に囲まれた多角体形細胞が板状に配列	2. 様々なホルモンの分泌	2. 下垂体，副甲状腺，副腎，膵ランゲルハンス島
3. 濾胞状：単層立方状の内分泌細胞が球形の分泌部を形成し，内部にゼラチン状のコロイドを含む	3. ヨウ素の貯蔵，甲状腺ホルモンの産生，分泌	3. 甲状腺

補足事項

- **外分泌腺と内分泌腺の比較**：両者とも上皮細胞に由来し，上皮細胞の増殖および上皮直下の結合組織への陥入によって腺が形成される。外分泌腺が導管を介して上皮との連絡を維持するのに対し，内分泌腺の導管は消失し上皮との連絡を失う。外分泌腺は，導管を介して器官内腔へ産生物質を分泌するが，内分泌腺は，産生物質を近傍の毛細血管内へ分泌し，全身に作用させる。

組織学的比較

	単層円柱上皮	多列線毛上皮	移行上皮
核の特徴	比較的均一な卵円形を示し，同じ位置（高さ）に配列	不均一な卵円形を示し，その配列を区別するのは難しいが，一般に基底側に並ぶ	上皮全層で球形核を持ち，その配列を区別するのは難しい
上皮頂部の特徴	比較的明瞭な細胞境界を示す	線毛を持つ	内腔に飛び出す円蓋状の細胞が存在

結合組織 3

はじめに

　結合組織(connective tissue)は4種の基本組織の1つであり，真皮，腸間膜，腱，軟骨，骨および血液など様々な部位でみられる多様な形態学的，機能的特徴を持つ組織である。結合組織に共通する特徴は，交錯した線維，基質や水などの大量の細胞外基質(extracellular matrix：ECM)中に，比較的疎な細胞成分が散在あるいは浮遊していることである。細胞外基質の成分や細胞の種類によって，結合組織の構造や機能，分類が決定される。一般に，結合組織は周辺組織や器官との間の構造的，栄養的，免疫的機能や情報伝達機能を維持するために重要な役割を担っている。

結合組織

結合組織の構成要素			
構造		機能	存在部位
細胞(cell)			
1. 線維芽細胞(fibroblast)：正染色性の卵円形核を持つ樹状様または紡錘形の細胞	①	結合組織の機能を決定 1. 線維の産生	1. 線維近傍の結合組織に広く分布

(続く)

3章 結合組織

結合組織の構成要素		
構造	機能	存在部位
細胞		
2. 線維細胞（fibrocyte）：異染色性の細長い核を持つ扁平な紡錘形の細胞	2. 線維構造の維持	2. 成熟した線維近傍の結合組織に広く分布
3. 脂肪細胞（adipocyte）：細胞辺縁部に扁平な核を持つ球形細胞。大型の脂質滴を持つ	3. 脂質の貯蔵と隣接構造との間の緩衝材として働く	3. 結合組織に広く分布し，脂肪組織で特に多い
4. 肥満細胞（mast cell）：球形核と大量の赤紫色顆粒を持つ大型卵円形細胞	4. ヒスタミンなどの炎症性メディエーターを産生，分泌	4. 結合組織に広く分布し，真皮や粘膜固有層で特に多い

（続く）

結合組織の構成要素

構造		機能	存在部位
細胞			
5. マクロファージ（macrophage）：様々な形態や大きさを示し，しばしば同定するのが困難	⑤	5. 病原体や異物の貪食	5. 結合組織に広く分布
6. 形質細胞（plasma cell）：時計の文字盤（車軸状）のような染色性を示す偏倚した核と，ゴルジ装置による明調な核周部およびそれ以外の塩基好性を示す細胞質を持つ卵円形細胞	⑥	6. 抗体の産生	6. 結合組織に広く分布し，粘膜固有層で特に多い
7. 好酸球（eosinophil）：酸好性顆粒に満たされた細胞質と2分葉核を持つ	⑦	7. 免疫機能：アレルギー反応や寄生虫感染に対するメディエーターの産生，分泌	7. 結合組織に広く分布。血液中を循環
8. リンパ球（lymphocyte）：明調な細胞質と濃染する卵円形核を持つ比較的小型の細胞	⑧	8. 免疫機能：獲得免疫で主要な役割を担う	8. 結合組織に広く分布し，特に慢性炎症部に多い。血液中を循環

（続く）

結合組織の構成要素

構造		機能	存在部位
細胞			
9. 好中球（neutrophil）：細胞質に小型の顆粒と3〜4分葉核を持つ	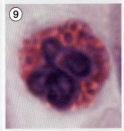	9. 免疫機能：急性炎症反応で増加	9. 結合組織に広く分布し，特に急性炎症部に多い。血液中を循環
線維（fiber）			
1. 膠原線維（collagen fiber）：Ⅰ型コラーゲンからなる酸好性の厚く長いロープ状線維 2. 弾性線維（elastic fiber）：エラスチンやフィブリリンからなる暗調の細長い分枝した毛髪状線維	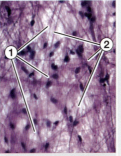	1. 組織に柔軟性や強度を与え，機械的支持を行う 2. 組織に弾力性を与え，伸展と収縮を可能にする	1. 結合組織に広く散在し，骨，腱や靭帯で特に多い 2. 結合組織に広く散在し，大型の動脈や真皮で特に多い
3. 細網線維（reticular fiber）：Ⅲ型コラーゲンの細線維からなる非常に細く短い線維。特殊染色をしなければ観察できない	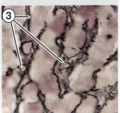	3. 組織に繊細な網目構造を形成し，他の線維や細胞を支持し，それらの足場を提供	3. 結合組織に広く散在し，リンパ節，脾臓，腺で特に多い

（続く）

結合組織の構成要素

構造		機能	存在部位
基質			
1. 水分を多く含む粘性のあるゲル状物質。明調で染色されない領域。主な要素：プロテオグリカン，多様な粘着性糖タンパク質，グリコサミノグリカン（ムコ多糖）	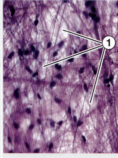	1. 機械的，構造的支持，組織の各領域に細胞や線維を固定し，栄養や化学物質を組織全体に拡散させる	1. 結合組織内の細胞と線維の間に広く分布

結合組織の特性

構造		機能	存在部位
疎性結合組織（loose connective tissue）			
細胞成分が比較的多く，疎に配列する3種類の線維と基質を持つ。血管が豊富に分布		組織の支持，衝撃の緩和，血管からの供給物を近接する上皮に運ぶ。上皮の損傷や抗原との接触に対し即座に反応する	皮下組織に存在，粘膜固有層，腺終末部や導管周囲などに分布。線維，基質，細胞が組織内に散在
1. 線維：疎らで不規則に配列 a. 膠原線維：酸好性の細長いⅠ型コラーゲンからなるロープ状線維	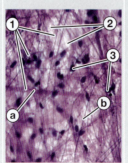	1. 組織に弾力性を与え，機械的支持や保護を行う a. 組織を機械的に支持し，組織に強度を与える	

（続く）

結合組織の特性

構造		機能	存在部位
疎性結合組織			
	b. 弾性線維：エラスチンやフィブリリンからなる毛のように細く長い分枝した暗調の線維	b. 組織に弾力性を与える	
	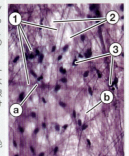		
	c. 細網線維：Ⅲ型コラーゲンの細線維からなる非常に細く短い線維。特殊染色をしなければ観察できない	c. 組織に繊細な網目構造を形成し、他の線維や細胞を支持し、それらの足場を提供	
	2. 豊富な基質：組織の染色されない領域	2. 細胞外基質の水分の保持、構造的な強さ、物質の拡散、細胞や線維の位置を安定化	
	3. 組織に分布する様々な細胞	3. 結合組織に様々な機能を与える	
	d. 線維芽細胞：卵円形の正染色性核を持つ樹状様または紡錘形の細胞	d. 線維の産生	
	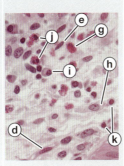		
	e. 線維細胞：異染色性の細長い核を持つ扁平な紡錘形の細胞	e. 線維構造の維持	

(続く)

結合組織の特性

構造	機能	存在部位
疎性結合組織		
f. 脂肪細胞：細胞辺縁部に扁平な核を持つ球形細胞。大型の脂質滴を持つ	f. 脂質の貯蔵	
g. 肥満細胞：球形核と大量の赤紫色顆粒を持つ大型卵円形細胞	g. ヒスタミンなどの炎症性メディエーターを産生、分泌	
h. マクロファージ	h. 病原体や異物の貪食	
i. 形質細胞	i. 抗体の産生	
j. 好酸球	j. 免疫機能：アレルギー反応や寄生虫感染に対するメディエーターの産生、分泌	
k. リンパ球	k. 免疫機能：獲得免疫で主要な役割を担う	
l. 好中球	l. 免疫機能：急性炎症反応で増加	
交織線維性結合組織（不規則性密性結合組織）（dense irregular connective tissue）		
様々な方向へ不規則に走行する密在した膠原線維、ごく少量の基質と散在する線維細胞からなる	種々の方向から加わった外力に抵抗するための強度を持ち、組織の構造的支持を行う	真皮深層（真皮網状層）

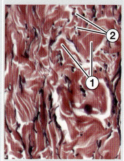

（続く）

結合組織の特性

構造		機能	存在部位
交織線維性結合組織（不規則性密性結合組織）			
1. 膠原線維：酸好性の太いロープ状線維。交織性に配列するため，様々な断面がみられる 2. 線維細胞：細く暗調の濃縮核を持ち，組織全体に散在	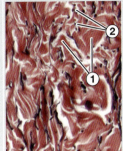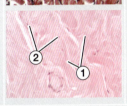	1. 構造の支持および引張強度を与える 2. 線維の産生と維持	
平行線維性結合組織（規則性密性結合組織）(dense regular connective tissue)			
平行して走行する密在した膠原線維，ごく少量の基質と線維間に散在する線維細胞からなる 1. 膠原線維：直線的に配列する酸好性の太いロープ状線維 2. 線維細胞：細く暗調の濃縮核を持ち，線維と平行して組織全体に散在	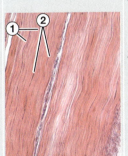	1つの方向（線維が配列する方向）から加わった外力に抵抗するための強度を持ち，組織の構造的支持を行う 1. 構造の支持および引張強度を与える 2. 線維の産生と維持	腱，靱帯，腱膜

特殊な結合組織		
構造	機能	存在部位

弾性結合組織(elastic connective tissue)

平行に配列する弾性線維や散在する線維細胞，他の線維，平滑筋で構成される 1. 弾性線維：平行に配列する，波状の細く分枝する毛髪状線維 2. 線維細胞と平滑筋 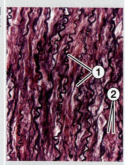	構造を支持する一方，ある程度の伸展性と収縮性を持つ 1. 組織に弾性と柔軟性を与え，伸展と収縮を行う 2. 線維の産生と収縮の補助	大動脈，ある種の椎骨の靭帯(黄色靭帯)

細網結合組織(reticular connective tissue)

多量の細網線維とごく少量の基質，細網細胞，実質細胞で構成される 1. 細網線維：細く短い細線維で，網目状構造を形成 2. 細網細胞：樹状から紡錘状の特殊化した線維芽細胞 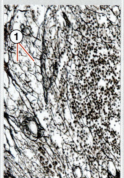	器官のほとんどを腺細胞が占める，あるいは機能的に類洞やリンパ管網が発達する比較的軟質な器官で構造的な足場となる 1. 器官において構造的な足場を提供 2. 細網線維の産生と維持	肝臓，リンパ節，膵臓，骨髄，唾液腺，内分泌腺

(続く)

特殊な結合組織

構造		機能	存在部位
単胞性(白色)脂肪組織(adipose tissue)			
ほぼ単胞性脂肪細胞で構成される。細胞質の大部分を1つの大きな球状の脂質滴が占め,細胞辺縁に押しやられた扁平核を持つ大型球形細胞		脂質の貯蔵,組織の断熱と保護	成人の身体全体に分布。皮下組織,腸間膜,大網,内臓脂肪
多胞性(褐色)脂肪組織			
ほぼ多胞性脂肪細胞で構成される。細胞質に多数の小型脂質顆粒が存在し,細胞中央に核を持つミトコンドリアの豊富な大型球形細胞		熱の産生	胎児や新生児の身体全体に分布
間葉組織(mesenchymal tissue)			
疎に配列する繊細な胎児期の結合組織		様々な組織に分化する胎児性結合組織	発生中の胎児全体に存在

(続く)

特殊な結合組織

構造		機能	存在部位
間葉組織			
1. 網状に配列する間葉細胞(mesenchymal cell)：樹枝状から紡錘状の均一な細胞 2. 大量の基質：染色性の低い領域 3. 細網線維が分布	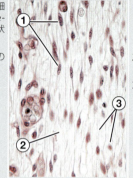	1. 細胞外基質の産生，他の細胞への分化能 2. 構造的支持 3. 構造の足場を提供	
血液：6章「循環器系」参照			

補足事項

- **血管分布**。
  - 疎性結合組織：一般に血管の分布しない上皮の直下に存在し，多数の血管を含む。損傷や感染に対する一次免疫応答の場や上皮への主要な栄養供給部位として働く。
  - 交織線維性結合組織：血管が分布しないため，腱や靱帯への損傷は治りにくい。
- **間葉**：発生中の胚や胎児に認められる特殊な結合組織である。間葉は中胚葉に由来するという誤解があるが，これは正確ではない。間葉は，2つの胚葉（中胚葉，外胚葉）から生じる可能性がある。
- **細胞間液（間質液）の動態**：水はECMの主要な成分の1つであるため，結合組織に含まれる水分量の調節は非常に重要であり，血管から間質側への水分移動は細動脈の血圧により行われ，間質側から血管への水分移動は毛細血管および細静脈における血液の膠質浸透圧によって調節される。余剰の水分はリンパ管によって運び出された後，循環器系に戻る。水分調節の破綻は，組織内への過剰な水分の集積や浮腫をもたらす。

臨床との関連事項

- **アナフィラキシー**(anaphylaxis):アレルゲン曝露による肥満細胞や好塩基球の脱顆粒によって多臓器に生じる急性炎症反応。ただちに治療しないと,気道の浮腫,気管支痙攣,血管拡張,血管透過性の増加などにより,患者は致死的な状態に陥る可能性がある。エピネフリンの緊急投与が,血圧の維持と炎症物質の中和に働く。
- **マルファン症候群**(Marfan syndrome):一般にフィブリリンの先天異常による異常な弾性線維の形成によって生じる。患者は,高身長,胸の陥没,長い指,水晶体の偏位や大動脈解離を生じやすいなどの身体的特徴や症状を示す傾向がある。
- **壊血病**(scurvy):ビタミン C 欠乏により,膠原線維の形成障害が起こる。その結果,膠原線維を大量に含む結合組織や器官に様々な悪影響が生じ,骨や皮膚,口腔粘膜が弱体化する。

支持結合組織:軟骨(cartilage)		
構造	機能	存在部位
硝子軟骨(hyaline cartilage)		
わずかに柔軟性のある硬組織	組織に剛性を持たせ,構造的に支持し,周囲の軟組織を保護する。関節表面の摩擦力を軽減し,力を分散させる	肋軟骨,関節表面,骨端軟骨板,鼻
1. 軟骨細胞(chondrocyte):偏倚した球形核を持つ卵円形の細胞で軟骨小腔に存在 a. 軟骨小腔:軟骨内の空隙	1. 軟骨基質の産生と維持 a. 軟骨細胞を格納	1. 軟骨全体に分布し,軟骨小腔に存在 a. 軟骨全体に分布

(続く)

支持結合組織：軟骨

構造	機能	存在部位
硝子軟骨		
2. 軟骨基質（cartilage matrix）（細胞外基質〈ECM〉）：大部分がⅡ型コラーゲンとグリコサミノグリカンで構成される。ガラス様を示す	2. 水分を含み弾性を持つ，血管の分布しない軟骨組織に代謝産物を拡散させる	2. 軟骨細胞間に分布
3. 軟骨膜（perichondrium）：密性結合組織。以下の構造を含む	3. 軟骨を保護し，軟骨に栄養を供給	3. 軟骨の外周部
b. 軟骨芽細胞（chondroblast）：線維芽細胞に類似	b. 軟骨細胞に分化	b. 軟骨膜内に存在。通常，軟骨の近接部に分布
c. 線維芽細胞/線維細胞：樹状突起を持つ紡錘形細胞	c. 軟骨膜のECMを産生	c. 軟骨膜全体に存在するが，通常，軟骨膜外側に分布
d. 血管	d. 軟骨に栄養と酸素を供給	d. 軟骨膜全体に分布
弾性軟骨（elastic cartilage）		
柔軟性と弾力性を持つ硬組織で，以下の構造を含む	組織に剛性を持たせ，構造的に支持するだけでなく，ある程度の柔軟性と弾力性を持ち，形を変形させたり元の状態に戻したりすることができる	外耳（耳介，外耳道），耳管（エウスタキオ管），喉頭蓋

（続く）

支持結合組織：軟骨

構造		機能	存在部位
弾性軟骨			
1. 軟骨小腔内の軟骨細胞 2. 軟骨基質(ECM)：大量の弾性線維を含み，毛のように細い線維束が分岐し，様々な方向に走行 3. 軟骨膜：密性結合組織	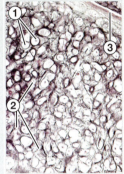	1. 軟骨基質(ECM)の産生と維持 2. 軟骨に柔軟性と弾力性を与える 3. 軟骨を保護し，軟骨に栄養を供給	1. 軟骨全体に分布 2. 軟骨細胞間の軟骨基質全体に分布 3. 軟骨の外周部
線維軟骨（fibrocartilage）			
密性結合組織に似た硬組織で，以下の構造を含む		組織にかかる圧やずり応力に対して構造的に支持し，剛性を持たせるとともに衝撃を緩和する	恥骨結合，椎間円板の線維輪，半月板（関節半月）
1. 軟骨小腔内の軟骨細胞 2. 軟骨基質(ECM)：大量の膠原線維を含み，太く長い線維束がしばしば一定方向に走行 軟骨膜は不明瞭	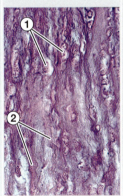	1. 軟骨基質(ECM)の産生と維持 2. 軟骨に強度と弾力性を与える	1. 軟骨全体に分布 2. 軟骨細胞間の軟骨基質全体に分布

補足事項

- **軟骨は無血管組織**：結合組織にもかかわらず、軟骨には血管が分布しないため、軟骨周囲の軟骨膜あるいは周囲組織に存在する血管からの栄養素の拡散に依存する。軟骨が傷害された場合、その治癒や回復が遅く限定的なのは、軟骨に血管が分布しないためである。
- **軟骨の成長**：主に胎生期から小児期に発達する。思春期以後、成長速度は減少し、成人ではほとんど成長しない。
  - **付加成長**：軟骨膜の軟骨芽細胞は軟骨基質を産生し、軟骨を辺縁部から厚くする。軟骨芽細胞は、自身が産生した軟骨基質内におさまり軟骨細胞となる。
  - **間質成長**：軟骨中央部付近の軟骨細胞は細胞分裂を行い、その娘細胞は自身の周囲に軟骨基質を分泌する。最終的に、新たに分泌された軟骨基質によって、それぞれの娘細胞は分離される。
  - **同原軟骨細胞集団**：付加成長で、1つの軟骨細胞が細胞分裂することによって、軟骨細胞の集団が生じる。初期段階では、同原の軟骨細胞は近接しており、時として複数の軟骨細胞が1つの軟骨小腔を分けあうように存在するため同定可能である。

支持結合組織：骨（bone）の一般的特徴

構造		機能	存在部位
細胞			
1. 骨芽前駆細胞（osteo-progenitor cell）：間葉系幹細胞集団内に存在する。扁平な星状細胞で、通常の染色法で同定するのは困難	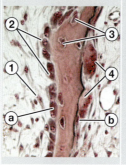	1. 適切な刺激に応じて骨芽細胞に分化。他の結合組織構成細胞に分化する場合もある	1. 間葉、骨膜最内層、骨髄に面する骨内膜

（続く）

支持結合組織:骨の一般的特徴

構造		機能	存在部位
細胞			
2. 骨芽細胞(osteoblast) a. 活動期:立方から円柱状の細胞で,好塩基性の細胞質と発達した核小体を含む正染色性核を持つ b. 非活動期:扁平な細胞で,同定するのは困難	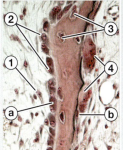	2. 骨基質(Ⅰ型コラーゲンと骨基質タンパク)の分泌と石灰化	2. 骨膜最内層,骨内膜(通常は新生された骨組織表層に近接する部位)
3. 骨細胞(osteocyte):骨芽細胞が石灰化された骨基質に閉じ込められ,骨細胞となる。樹状突起を持つ	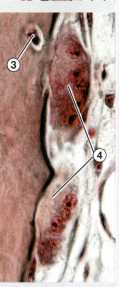	3. 骨基質の維持,機械的刺激の受容を変換	3. 細胞体は骨小腔,細胞突起は骨細管内に存在
4. 破骨細胞(osteoclast):多核の大型細胞		4. 骨組織の吸収	4. ハウシップ窩(Howship lacunae):骨表面の凹状に落ち込んだ部位。骨膜や骨内膜に散在

(続く)

支持結合組織：骨の一般的特徴

構造		機能	存在部位
被膜			
1. 骨膜(periosteum)：密性結合組織 2. 骨内膜(endosteum)：非活動期の骨芽細胞，骨前駆細胞および破骨細胞が存在。単層扁平上皮に類似	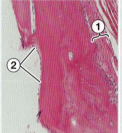	1. 骨への血管神経が分布。筋や他の組織を強く骨に結びつける 2. 骨芽細胞や骨細胞の供給源	1. 緻密骨の外表面 2. 緻密骨髄腔内面，すべての海綿骨の外表面

支持結合組織：骨

構造		機能	存在部位
肉眼解剖学的特徴			
特殊に分化した骨細胞が石灰化された骨基質内に埋まる 1. 緻密骨(緻密質)(compact bone) 2. 海綿骨(海綿質)(sponge bone)	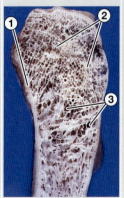	骨に加わる荷重への対応，構造的支持，ミネラルの貯蔵 1. 機械的支持，保護，荷重の分散，ミネラルの貯蔵 2. 荷重分散，ミネラルの迅速な代謝	長骨，短骨，扁平骨，不規則骨などが体内に存在 1. 骨外表面 2. 骨内部

(続く)

3章 結合組織　41

支持結合組織：骨

構造	機能	存在部位

肉眼解剖学的特徴

3. 骨髄腔（bone marrow cavity） 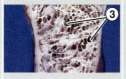	3. 造血部と脂肪組織が存在。骨重量の軽量化	3. 海綿骨小柱の間の空隙。長骨骨幹部の管状空隙

緻密骨

骨の緻密な外層部。以下の構造を含む	骨に加わる荷重への対応や負荷の分散，保護，筋（腱）の付着部	ほとんどの骨の外周部。長骨の骨幹で厚い
1. ハバース系（Haversian system）（オステオン〈osteon〉）：円柱状の構造単位 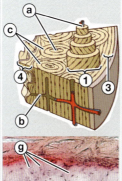	1. 骨の長軸方向に加わる荷重への対応や負荷分散	1. 緻密骨全体に分布。骨の長軸方向に平行，あるいは外力の加わる方向に沿って配列
a. 中心管（central canal）（ハバース管〈Haversian canal〉）：血管や神経が走行するオステオン中央の通路	a. オステオンの全長にわたって血管や神経が走行	a. 各オステオンの中央
b. 貫通管（perforating canal）（フォルクマン管〈Volkmann canal〉）：オステオンの長軸方向と直交する通路 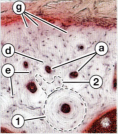	b. 緻密骨の幅全長にわたって血管や神経が走行	b. 部位により異なるが，オステオンの長軸方向と直交するように配列

（続く）

支持結合組織：骨

構造		機能	存在部位

緻密骨

構造		機能	存在部位
c. 同心円状の層板（ハバース層板〈Haversian lamellae〉）：膠原線維を含む骨基質が同心円状に並ぶ層状の構造。各層の膠原線維はそれぞれ逆方向に走行	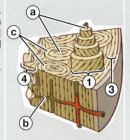	c. 層の配列や線維の走行は，骨に加わる荷重に対応あるいは分散するのに最適な配置をとる	c. 各オステオンの骨基質環状部
d. セメント線（接合線）（cement line）：オステオン最外周部の暗調な線	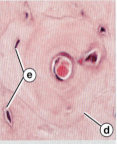	d. 各オステオンの最外周部を境界	d. 各オステオンの外境界部
e. 骨細胞：ハバース層板各層の間の空隙である骨小腔内に存在		e. 骨基質の管理と維持	e. ハバース層板や介在層板で各層板の間に存在
f. 骨細胞管（骨小管）（bone canaliculi）：毛のように細く短い通路		f. 骨細胞の突起が存在し，隣接する骨細胞と接着結合およびギャップ結合を介して，物理的，化学的に結合する	f. 骨小腔から放射状に伸び，しばしば各層板の幅全体にわたって認められる
2. 介在層板（interstitial lamellae）：円柱状の骨層板が認められない		2. オステオンの間を埋める骨層板。骨に加わる荷重への対応や負荷の分散。骨再構築の際のオステオンの遺残物	2. 各オステオンの間に存在

（続く）

支持結合組織：骨

構造		機能	存在部位

緻密骨

構造		機能	存在部位
3. 外環状層板（outer circumferential lamellae）：緻密骨最外層に存在し，骨表面と平行に走る数層の骨層板	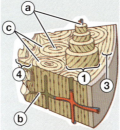	3. 骨の外部構造とオステオンを連絡。骨膜と密着	3. 緻密骨最外層
g. シャーピー線維（Sharpey fiber）：骨膜から緻密骨へ進入するⅠ型コラーゲンからなる太いロープ状の膠原線維束	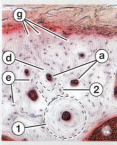	g. 靭帯，腱を緻密骨へ強力に固定	g. 骨膜から外環状層板に伸び，多くの場合，さらに深層のオステオン辺縁部まで達する
4. 内環状層板（inner circumferential lamellae）：緻密骨最内層に存在し，骨内面と平行に走る数層の骨層板	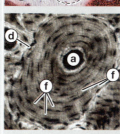	4. 内部構造とオステオンを連絡。骨内膜と密着	4. 緻密骨最内層

海綿骨

構造	機能	存在部位
骨基質の細い板あるいは枝（骨小柱）が空隙を伴い網目状に配列した構造	骨に加わる荷重の分散，骨重量の減少，骨形成および骨吸収の効率化のために大きな表面積を提供	長骨の骨端や骨幹の中央部，ほとんどの骨の中央部

（続く）

支持結合組織：骨

構造		機能	存在部位

海綿骨

構造		機能	存在部位
1. 骨小柱（骨梁）(bone trabeculae)：細く短い骨組織。成人で，骨基質は層板を形成するが，オステオンは認められない	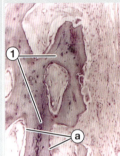 	1. 骨に加わる荷重の分散，骨形成および骨吸収の迅速な処理	1. ほとんどの骨の中心部
2. 骨細胞：骨小腔内に存在		2. 骨基質の管理と維持	2. 骨小柱内の各層板間に分布
3. 骨細管：毛のように細く短い通路		3. 骨細胞の突起が存在し，隣接する骨細胞と接着結合およびギャップ結合を介して，物理的，化学的に結合する	3. 骨小腔から放射状に走行し，しばしば各層板の幅全体にわたって認められる
4. 骨内膜		4. 骨前駆細胞，骨芽細胞および破骨細胞の供給源となる	4. 緻密骨内面，すべての海綿骨の外表面
a. 非活動期：非活性状態の骨芽細胞からなる繊細な薄層。単層扁平上皮様を示す		a. 骨基質の管理と維持	a. ほとんどの成人の骨
b. 活動期：活性の高い骨芽細胞で構成され，単層立方または円柱上皮様を示す	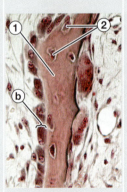 	b. 骨組織の構築	b. 胎児，幼児および小児の骨

（続く）

支持結合組織:骨

構造		機能	存在部位
海綿骨			
c. 破骨細胞:多核の大型細胞	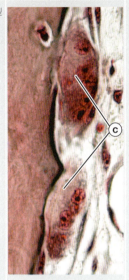	c. 骨組織の吸収	c. 骨内膜に散在
骨髄腔(bone marrow cavity)			
海綿骨の骨小柱間や長骨骨幹部に存在する空隙。以下の構造を含む 1. 赤色骨髄(red bone marrow):造血組織 2. 黄色骨髄(yellow bone marrow):単房性の脂肪組織	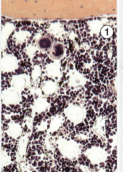	骨を軽くする 1. 血球の産生 2. 脂質の貯蔵	1. 幼児や小児のほぼすべての骨髄腔。成人の扁平骨や椎骨の骨髄腔 2. 成人のほとんどの長骨(骨幹部)の骨髄腔

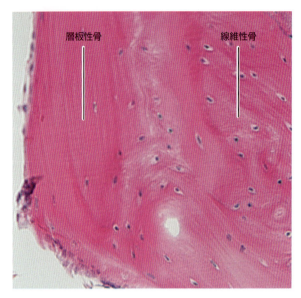

図 3-1：線維性骨と層板性骨の組織像
(From Cui D. *Atlas of Histology*. Baltimore：Lippincott Williams & Wilkins, 2009：92.)

補足事項
- 線維性骨と層板性骨：線維性骨は発生の初期に形成され，その後，層板性骨に置き換えられる（図 3-1）。
  - **線維性骨**（一次骨，未熟骨）：骨化過程で最初に形成される骨組織。膠原線維は組織的に配列しておらず，骨小腔内の骨細胞は骨基質内で不規則に散在する。胚子や胎児のほとんどの緻密骨や海綿骨は，はじめに線維性骨として形成される。成人で，線維性骨は骨折などからの回復中の骨，上顎や下顎の歯槽突起など，限局した場所にしか認められない。
  - **層板性骨**（二次骨，成熟骨）：線維性骨が再構築（リモデリング）されて形成された骨組織。骨基質中の膠原線維の走行は組織化され，骨小腔内の骨細胞は，層板間に規則正しく配列する。層板性骨は成人のほとんどの緻密骨と海綿骨に認められる。
- **パラトルモン（PTH）とカルシトニン**：骨の再構築と血中カルシウム濃度を調節する 2 つの主要なホルモン（図 3-2）。

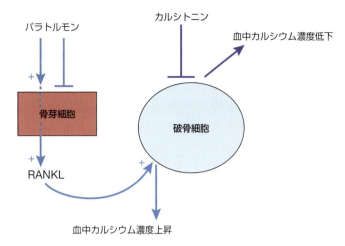

図 3-2：骨の再構築とホルモンによる血中カルシウム濃度の調節
RANKL：破骨細胞分化因子
(Asset provided by Lisa M. J. Lee, PhD. University of Colorado School of Medicine.)

- **PTH**：パラトルモンは副甲状腺（parathyroid gland）から分泌され，骨芽細胞の骨基質形成を阻害するとともに骨芽細胞に破骨細胞分化因子（RANKL）の発現を促進し，破骨細胞の分化を促進，骨吸収を増加させる。その結果，血中カルシウム濃度は上昇する。
- **カルシトニン**：甲状腺（thyroid gland）の濾胞傍細胞（parafollicular cell）から分泌され，破骨細胞の働きを抑制する。その結果，破骨細胞による骨吸収が減少し，血中カルシウム濃度は低下する。
- 膜内骨化（membranous ossification）と軟骨内骨化（endochondral ossification）。
  - **膜内骨化**：間葉組織から直接，骨形成される様式。間葉細胞が集合，骨前駆細胞に分化し骨芽細胞を生じる。骨芽細胞は細胞周囲に骨基質を産生し，次第に骨基質内に閉じ込められ骨細胞となる。新生された骨基質は相互に結合し，扁平骨や不規則骨の一部となり，海綿骨や緻密骨に再構築される。
  - **軟骨内骨化**：軟骨の原型から骨形成される様式。はじめに間葉組織から骨の原型として硝子軟骨がつくられ，その後，骨組織に置き換えられる。急速に長く伸びる必要のある多くの長骨が軟骨内骨化により形成される。これは直接的な血液供給がなくとも迅速に形成される硝子軟骨の特性によ

る。骨の原型である軟骨が成長すると、将来の骨幹部周囲に骨性の膜(bone collar)が取り巻き、さらに血管が骨幹中央部に骨芽細胞とともに進入し、一次骨化中心を形成する。同様の過程が骨端部でも生じ、二次骨化中心を形成する。一次骨化中心と二次骨化中心の接合部は、硝子軟骨の基質産生が続く成長板(骨端板)として円板状に残る。軟骨が骨に置き換わる比率は、成長板が完全に骨化する青年期まで増加し、成長板が骨化した時点で骨はそれ以上伸長しなくなる。

臨床との関連事項

- **骨粗鬆症**(osteoporosis):ダイエットによるカルシウムやミネラルの不足、骨形成と骨吸収の不均衡などによって生じる全身性骨格疾患であり、骨密度の低下、骨折、骨格異常などを生じる。
- **くる病**(rickets):ダイエットやビタミンD欠乏による小児期や青年期のカルシウム不足によって生じる。重篤な場合、長骨の弯曲などの骨格異常を生じる。

組織学的比較

	硝子軟骨	弾性軟骨	線維軟骨
線維	II型コラーゲン、明瞭ではない	細く枝分かれした弾性線維が様々な方向に走行	I型コラーゲンが太く長いロープ状に束ねられ、多くの場合平行に走行
細胞外基質	ガラス様を示す	大量の弾性線維が軟骨小腔周囲に沿って存在するため、線維が絡みあった様を示す	密性結合組織と硝子軟骨を混在させた様を示す
軟骨小腔内の軟骨細胞	それぞれ比較的離れており、等間隔に分布する	小腔は互いに近接し、細い弾性線維束が小腔の間を走行する	小型の小腔内に存在し、しばしば数個の軟骨細胞が集団を形成し、膠原線維束の間に分布する
小腔を観察すれば、その組織が軟骨なのか骨なのかを同定可能。細胞外基質に層板の形成や骨細管が認められなければ、その組織は3種類の軟骨の1つだと判断できる			

筋組織 4

はじめに

筋組織(muscle tissue)は細胞成分が多く，特徴的な細胞配列を示し，構成細胞の特殊な細胞形態や間質要素によって容易に同定，分類される。筋組織は収縮と弛緩を行うことに特化した構造を持ち，身体や器官を動かす。

筋組織

3種類の筋組織

構造		機能	存在部位
骨格筋(skeletal muscle)			
1. 横紋を持つ多核の長い骨格筋線維(骨格筋細胞)で構成される。新生能力は限定的	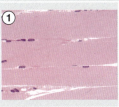	1. 身体を動かす	1. 全身に分布，ほとんどが骨に付着
心筋(cardiac muscle)			
2. 横紋を持つ単核の短い心筋細胞で構成され，細胞質は枝分れ構造を持ち，隣接する心筋細胞と介在板(intercalated disc)でつながる。新生しない	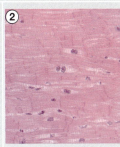	2. 心臓の収縮と弛緩を調整し，血液を貯め，送り出す	2. 心臓

(続く)

3種類の筋組織

構造		機能	存在部位
平滑筋(smooth muscle)			
3. 短い紡錘形で単核の平滑筋細胞で構成される。細胞は互いに少しずれた状態で平行に配列する。新生される	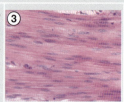	3. 内臓の収縮調節	3. 内臓，消化管，血管，外分泌腺など

補足事項

- 筋細胞(muscle cell, myocyte)は筋線維(muscle fiber, myofiber)とも呼ばれる。
- 筋線維で用いられる特殊な専門用語。
  - **サルコレンマ**(sarcolemma)：筋細胞膜。
  - **サルコプラズマ**(sarcoplasm)：筋形質(筋細胞質)。
  - **筋小胞体**(sarcoplasmic reticulum)：筋細胞の滑面小胞体。
- 骨格筋組織の衛星細胞(satellite cell)は，骨格筋細胞への限定的な分化能や増殖能しか持たないため，筋組織に広範囲の傷害や破壊が生じると，完全には回復しない。
- 筋力トレーニングによる運動は，骨格筋の過形成(筋線維数の増加)よりも，骨格筋の肥大(各筋線維の増大化)を誘導する。

骨格筋組織(skeletal muscle tissue)

構造	機能	存在部位
構成要素		
1. 骨格筋線維(skeletal muscle fiber)：横紋を持つ多核細胞 2. 筋内膜(endomysium)：細い細網線維	1. 個々の細胞が収縮する 2. それぞれの骨格筋線維を構造的に支持し，小血管や神経が走行	1. 骨格筋組織全体 2. 各骨格筋線維の周囲

(続く)

骨格筋組織

構造		機能	存在部位
構成要素			
3. 筋束(muscle fascicle)：筋線維の束	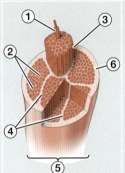	3. 運動を発生させる機能的単位	3. 筋全体に分布
4. 筋周膜(perimysium)：結合組織		4. それぞれの筋束を束ね，1つの単位として機能させる。大径の血管や神経が走行	4. 筋束周囲
5. 固有の名称がついた筋：筋束の集合体によって形成される		5. 協調的に働き，力(運動)を発生させる	5. 全身に分布
6. 筋上膜(epimysium)：密性結合組織		6. 筋を包み，筋収縮力の伝達を補助する。大型の血管や神経が走行	6. 各筋の周囲
骨格筋細胞(線維)			
1. 筋原線維(myofibril)：筋形質(サルコプラズマ)の大部分を占める細く長い束	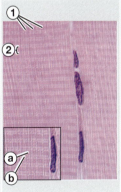	1. 筋細胞と同じ長さの収縮構造体	1. 筋形質全体に分布
2. サルコメア(sarcomere)：筋原線維の収縮単位		2. 連続的に一列に配列し，筋原線維を形成	2. 筋原線維全体

(続く)

骨格筋組織

構造		機能	存在部位
骨格筋細胞（線維）			
3. 筋フィラメント（筋細糸）(myofilament)：タンパク複合体による線維束		3. ミオシンとアクチンが相互作用することによって収縮力を発生。2つのフィラメントの重なりあいが縞模様（横紋）を形成	3. 各サルコメア内に存在
a. 太い線維：ミオシン(myosin)が主に配列 b. 細い線維：アクチン(actin)が配列	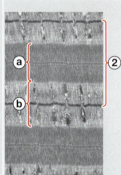		
4. 筋小胞体：筋原線維周囲の滑面小胞体 c. 終末槽(terminal cisternae)：拡張した環状の筋小胞体 5. 横行小管(transverse tubule)(T細管〈t-tubule〉)：筋細胞膜の陥入部	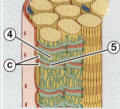	4. Ca^{2+}の貯蔵，放出，取り込み 5. 筋細胞膜の脱分極を筋小胞体に伝達し，終末槽からのCa^{2+}放出を誘導	4. 筋形質全体に分布 c. A帯とI帯の移行部 5. A帯とI帯の移行部で，筋細胞を横走

（続く）

骨格筋組織

構造	機能	存在部位
三つ組（triad）		
T細管とその両側の2つの終末槽を合わせた1つの機能単位 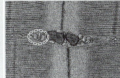	筋細胞膜の活動電位を効果的に終末槽へ伝達し、Ca^{2+}を放出させる	A帯とI帯の移行部
横紋（striation）		
太い線維であるミオシンと細い線維のアクチンが交互に配列することによって形成		
1. A帯（A band）：暗帯（dark band） 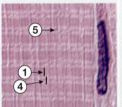	1. ミオシンの占める部位。両側の一部はアクチンと重なる	1. サルコメアの中央部
2. H帯（H band）：A帯中央のやや明るい領域	2. A帯でミオシンのみが占める部分	2. A帯の中央部
3. M線（M line）：A帯中央の淡く細い線	3. ミオシンどうしをつなぎ固定する構造	3. A帯の正中部
4. I帯（I band）：明帯（light band）	4. アクチンのみが占める領域	4. 外側部は2つのサルコメアにまたがる
5. Z線（Z line）（Z板〈Z disc〉）：I帯中央のやや暗調な線 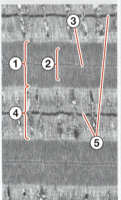	5. アクチンどうしをつなぎ、各サルコメア間を境界する	5. 各サルコメアの終端部、I帯の正中部

（続く）

骨格筋組織

構造		機能	存在部位
神経筋接合部（neuromuscular junction：NMJ）（運動終板〈motor end plate〉）			
運動神経と筋の相互作用部位			通常，筋細胞の中央部だが，異なる場合もある
1. 運動神経終末（motor axon terminal）：多数の枝分かれ構造を持ち，アセチルコリン（acetylcholine：ACh）で満たされた大量の小胞を含む	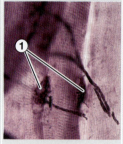	1. 活動電位によって，シナプス間隙にアセチルコリンを放出	
2. サルコレンマの受容体部：コリン受容体（cholinergic receptor）を発現した多数の筋細胞膜の陥入（接合部ヒダ）が存在する浅い陥凹	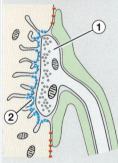	2. コリン受容体にアセチルコリンが結合すると，筋細胞膜が脱分極し，その刺激が筋細胞全体に広がる	

補足事項

- **運動単位**（motor unit）：1本の運動神経が支配する骨格筋線維の集団。
  - **大型の運動単位**：1本の運動神経（motor neuron）が多数の骨格筋線維を支配している場合，大きな力を発生することができるが，全体としては比較的ゆっくりとした運動となる。抗重力筋，大腿や殿部の筋などが該当する。
  - **小型の運動単位**：1本の運動神経が少数の骨格筋線維を支配している場合，繊細ですばやい運動が可能である。外眼筋や指を動かす筋などが該当する。
- **滑り説**（sliding filament theory）：アクチンがM線方向にミオシンの間へ滑り込むことによって収縮が生じるとされる学説で，短縮した各サルコメアが筋線維の収縮力を発生する。

- **筋収縮過程**：活動電位が運動神経の軸索を伝わる→これが引き金となって，神経筋接合部(NMJ)でアセチルコリンが放出される→NMJのサルコレンマの受容体にアセチルコリンが結合→サルコレンマに生じた脱分極の波はT細管に伝わる→終末槽からCa^{2+}放出→Ca^{2+}はミオシンとアクチンの相互作用を変化させる(ミオシンとアクチンを結合させる)→アクチンとミオシンが互いに滑走するためにATPが使われる→各サルコメアが短縮→各筋原線維が短縮→筋収縮が生じる。

3種類の骨格筋線維

構造		機能	存在部位
Ⅰ型(赤筋，遅筋)線維(type Ⅰ fiber)			
1. 筋線維の直径は小型。ミオグロビン(myoglobin)を大量に含むため赤色を示す。ミトコンドリアに富む	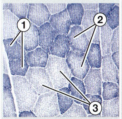	1. ゆっくりと収縮し，疲労に強い。酸化的リン酸化を行うことにより最大のATP産生を行う	1. 抗重力筋，持久力のある運動選手の筋に大量に含まれる
Ⅱ型a(中間型)線維(type Ⅱa fiber)			
2. 筋線維の直径は中型。ミオグロビンをかなり含むため微赤色を示す。グリコーゲンを貯蔵		2. Ⅰ型よりも速く収縮するが，持続性がほとんどない。酸化的リン酸化と解糖系(嫌気的)によってATP産生を行う	2. 中距離走者や水泳選手の筋に大量に含まれる
Ⅱ型b(白筋，速筋)線維(type Ⅱb fiber)			
3. 筋線維の直径は大型。ミオグロビンをあまり持たないため薄いピンク色を示す。大量のグリコーゲンを貯蔵		3. 最も速く収縮するが，疲労しやすい。嫌気的解糖系によって即座にATP産生を行う	3. 外眼筋，指の筋，短距離走者や重量挙げの選手の筋に大量に含まれる

記憶術

骨格筋線維の種類や機能は，有名な寓話である「**ウサギとカメ**(The Tortoise and the Hare)」に関連させると覚えやすい。

- Ⅰ型線維は**カメ**に似ている。ゆっくりとした動きだが着実に進み，1位（Ⅰ型）となる。
- Ⅱb型線維は**ウサギ**に似ている。速いが，途中で休み，最下位となる（Ⅱb型は3種類の筋線維のなかで最後）。
- Ⅱa型線維は順番的に他の2つの筋線維の間であり，3種類の筋線維の中間となるため，筋線維の直径も中間型となる。

臨床との関連事項

- **死後硬直**（rigor mortis）：死亡時，終末槽から筋形質へCa^{2+}が漏れ出す→アクチンとミオシンが結合→ATP供給がないためアクチンとミオシンは離れない→この結果，筋は硬直する。
- **筋萎縮**（atrophy）：運動神経の損失や運動不足の結果，筋原線維の喪失を伴う筋細胞体積の減少が生じ，筋萎縮となる。
- **重症筋無力症**（myasthenia gravis）：一般に，神経筋接合部において，自己免疫抗体がアセチルコリン受容体に結合し，これによってアセチルコリンによる神経筋伝達が阻害され，突発性および進行性に筋力低下が生じる。

心筋の組織（cardiac muscle tissue）		
構造	機能	存在部位
心筋細胞（cardiac muscle cell, cardiomyocyte）		
1. 1つの卵円形核を持つ	1. 心筋細胞の構造や機能を制御	1. 細胞中央
2. 横紋：骨格筋と同様の筋原線維の配列を持つ	2. 筋フィラメントを滑走させ収縮力を発生	2. 細胞全体
3. グリコーゲン貯蔵：明調な小胞	3. エネルギー貯蔵	3. 細胞全体，特に核周部
4. 介在板（intercalated disc）：心筋細胞間に存在する暗帯	4. 心筋合胞体を形成	4. 隣接する心筋細胞接合部

（続く）

心筋の組織

構造	機能	存在部位

心筋細胞

a. 横走部：接着結合とデスモソーム	a. 隣接する心筋細胞を結合	a. 心筋細胞の長軸方向と直交する介在板部
b. 縦走部（側面部）：ギャップ結合	b. 隣接する心筋細胞間で高分子やイオンの移動を行う	b. 心筋細胞の長軸方向と平行な介在板部
5. 筋小胞体：網状の滑面小胞体	5-6. Ca^{2+}の貯蔵，放出，取り込み	5. 筋形質全体
6. 終末槽：拡張した筋小胞体		6. Z線の位置
7. 横行小管（T細管）：筋小胞体の陥入部	7. 筋細胞膜の脱分極刺激を筋小胞体に伝達し，終末槽からのCa^{2+}放出を誘導	7. Z線の位置で筋細胞を横走
8. 二つ組（diad）：1つのT細管と1つの終末槽を合わせた機能単位	8. 効果的に筋細胞膜の活動電位を終末槽に伝達し，Ca^{2+}を放出させる	8. Z線の位置

臨床との関連事項

- **心筋梗塞**（myocardial infarction：MI）：冠循環の血液供給の低下または阻害によって，心筋細胞が傷害され細胞死に陥った状態。心筋細胞は増殖能がほぼないため，傷害された領域は瘢痕組織に置き換わる。

平滑筋の組織（smooth muscle tissue）

構造		機能	存在部位

平滑筋細胞（smooth muscle cell）

構造		機能	存在部位
1. 1つの伸張した核を持つ。収縮した細胞ではコイル状を示す場合もある		1. 平滑筋細胞の構造や機能を制御	1. 長軸方向に対し細胞の中央
2. 酸好性の均一な細胞質。横紋はない		2. 細胞小器官と収縮構造を持つ	2. 細胞全体
3. 暗調小体：サルコレンマの筋形質側に存在するタンパク複合体		3. アクチンをサルコレンマに接着固定	3. サルコレンマの筋形質側に散在
4. ギャップ結合		4. 隣接する平滑筋細胞間に高分子やイオンを通過させることによって1つの機能的単位を形成	4. 細胞境界部

臨床との関連事項

- **平滑筋腫**（leiomyoma）：良性の平滑筋腫瘍で，しばしば子宮に発生する。最も一般的な女性の新生物である。
- **平滑筋肉腫**（leiomyosarcoma）：悪性の平滑筋腫瘍。軟部腫瘍の10〜20％を占める。

組織学的比較

縦断像	平滑筋	平行線維性結合組織	神経
核	正染色性と異染色性が混在し，らせん状を示すこともある。核は細胞質内に存在（飛び出さない）	厚い膠原線維束の間に，線維細胞の非常に細い異染色性核が存在	シュワン細胞の辺縁部に短い卵形核が存在
細胞質	細胞の大きさや形態は比較的均一	ほとんど識別できないほど，非常に薄い	断面中央部に細い線（軸索）が走行
細胞充実性	最も密	最も疎	中間
染色性	大量の細胞質（筋フィラメント）を含むため，一般に酸好性を示す	膠原線維が存在するため，強い酸好性を示す	薄い線（軸索）とその周辺の明調な領域が混在し，不規則な染色性を示す

神経組織 5

はじめに

神経組織（neural tissue）は4種の基本組織の1つであり，細胞成分が大部分を占める。神経組織は神経細胞と様々なグリア（神経膠）細胞によって構成される。神経組織は，身体中に複雑な化学的ネットワークを形成し，感覚の受容，刺激に対する反応や協調した運動を行う。神経組織は，解剖学的に脳や脊髄からなる中枢神経系（central nervous system：CNS）とそれ以外の末梢神経系（PNS）に体系化され，機能的には，自分の意思の制御下にある体性神経系（SNS）と，意思とは無関係の自律神経系（ANS）に分類される。自律神経系は，さらに交感神経系と副交感神経系に分類される。

神経組織

神経組織の構成

構造	機能	存在部位
神経細胞（ニューロン）(neuron)		
神経組織の構造的，機能的単位。様々な大きさや形態を持つ 1. 細胞体（cell body）：神経細胞で最も大きな部位	感覚の受容，刺激に対する反応，運動の開始 1. 神経伝達物質の産生，神経細胞の構造的完全性の維持	全身に分布 1. 神経細胞の種類による。多極神経細胞：細胞の一端，双極神経細胞：細胞の中央部，単極神経細胞：存在部位によって異なる

（続く）

5章 神経組織

神経組織の構成

構造		機能	存在部位
神経細胞（ニューロン）			
a. 核：正染色性に富む大型球形で，明瞭な核小体を持つ	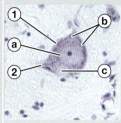	a. 遺伝情報や神経細胞機能の制御	a. 細胞体の中央
b. ニッスル小体（Nissl body）：粗面小胞体と自由リボソームの集積。細胞質内に塩基好性の斑点として観察される		b. 遺伝情報の翻訳。神経伝達物質の産生	b. 細胞体全体
c. 軸索小丘（axon hillock）：細胞体で三角形状の明調な領域		c. 軸索起始部	c. 細胞体の一極
2. 樹状突起（dendrite）：細胞体から枝分かれした細胞質突起	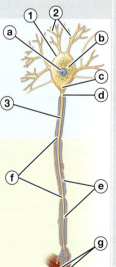	2. 他の神経細胞や外的環境からの情報を受容し，細胞体に伝える	2. 細胞体の様々な部位
3. 軸索（axon）：細胞体から伸びる1本の非常に長い細胞質突起		3. 細胞体で発生した活動電位を他の神経細胞や効果器の細胞に伝達。細胞体と軸索末端との間で小胞や細胞小器官の輸送を行う	3. 細胞体から伸びる1本の長い細胞質突起

（続く）

神経組織の構成

構造	機能	存在部位
神経細胞(ニューロン)		
d. 軸索起始部(initial segment of axon)：軸索小丘外側の軸索基部	d. 活動電位の発生	d. 軸索小丘と最初の髄鞘の間
e. 髄鞘(myelin)：明調なグリア細胞(希突起膠細胞〈CNS〉，シュワン細胞〈PNS〉)が一定の間隔で軸索周囲を取り巻く	e. 軸索を絶縁し，活動電位の伝導速度を高速化する	e. 有髄神経の全長にわたって存在
f. ランビエ絞輪(node of Ranvier)：隣接する髄鞘間に存在する無髄の軸索部	f. 活動電位の増幅	f. 隣接する髄鞘の間
g. 軸索終末(axon terminal〈synaptic bouton〉)：枝分かれし拡張した軸索末端部	g. 神経伝達物質を含む小胞の貯蔵，シナプス間隙への神経伝達物質の放出および回収	g. 他の神経細胞や効果器の細胞・器官との間にシナプスを形成する軸索末端部

(続く)

神経組織の構成

構造	機能	存在部位

形態学的に分類した3種類の神経細胞

1. 多極神経細胞（multipolar neuron）：大型の細胞体，多数の樹状突起と1本の軸索を持つ

2. 双極神経細胞（bipolar neuron）：紡錘状の細胞体，樹状突起と軸索をそれぞれ1本ずつ持つ

3. 単極神経細胞（unipolar neuron）（偽単極神経細胞〈pseudounipolar neuron〉）：球形の細胞体と1本の細胞質突起を持つ。突起は細胞体を出た後，すぐに分岐し2本の長い突起となり，1本は中枢神経系に向かい，もう1本は末梢に伸びる

1. 運動器への情報の中継，他の神経細胞とともに統合された神経回路の形成にあたる

2. 特殊感覚情報をCNSに伝達

3. 末梢からCNSへ感覚情報を伝達

1. 神経組織全体

2. 網膜や内耳などの特殊感覚器官に存在

3. 神経組織全体に多数存在。単極神経の細胞体は集団を形成し，脊髄神経節（spinal ganglia）や脳神経節（cranial ganglia）に存在

（続く）

神経組織の構成

構造	機能	存在部位
グリア細胞(glial cell)(神経膠細胞〈neuroglia〉)		
神経組織を機能的，機械的に支持する情報伝達を行わない細胞集団	神経細胞やシナプス間隙の物理的支持や絶縁。傷害された神経細胞の修復。神経細胞の代謝を補助	CNSおよびPNS全体に存在
1. 星状膠細胞(アストロサイト)(astrocyte, astroglia)：多数の枝を持つ。細胞境界は不明瞭。異染色性と正染色性が混在(明調な部位と暗調な部位が入り交じった状態)した小型球形核を持つ 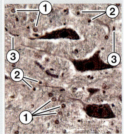	1. 神経線維の支持。血液脳関門の形成に関与。神経細胞と血液の間の代謝交換に関与	1. CNSのみに存在。CNSで最も多いグリア細胞
2. 希突起膠細胞(オリゴデンドロサイト)(oligodendrocyte, oligodendroglia)：細胞境界は不明瞭。グリアで最も小さく，異染色性に富んだ球形核を持つ	2. CNSで軸索を取り巻く髄鞘の形成にあたる。1つの希突起膠細胞は複数の軸索の髄鞘形成が可能	2. CNSのみに存在
3. 小膠細胞(ミクログリア)(microglia)：細胞境界は不明瞭。伸展し異染色性に富んだ核を持つ	3. CNSにおける免疫応答を調節し，病原体や細胞断片を貪食	3. CNSのみに存在

(続く)

神経組織の構成

構造	機能	存在部位

グリア細胞（神経膠細胞）

構造		機能	存在部位
4. 上衣細胞（ependymal cell）：明調な細胞質と球形核を持つ立方細胞。単層立方上皮を形成	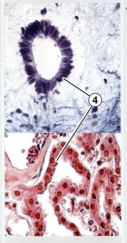	4. 脳室や脊髄中心管の内面を縁取り，脳脊髄液（CSF）の産生を行う	4. CNSのみに存在。脳室や中心管の内面。脈絡叢
5. シュワン細胞（Schwann cell）：軸索周囲を取り巻く。細胞辺縁に伸長した卵形核を持つ	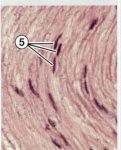	5. PNSにおける髄鞘の形成	5. PNSのみに存在
6. 衛星細胞（外套細胞）（satellite cell）：細胞境界は不明瞭。小型球形の濃縮核を持つ	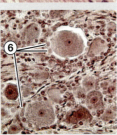	6. PNSで神経細胞の保護支持を行う	6. PNSのみに存在。神経節で神経細胞体の周囲に存在

（続く）

神経組織の構成

構造		機能	存在部位
髄膜(被膜)(meninges)			
CNSを包む3層の膜		脳や脊髄の保護,固定,衝撃の緩和を行う	脳や脊髄の周囲に存在
1. 硬膜(dura mater):密性結合組織	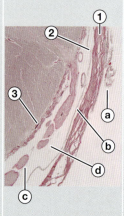	1. 脳や脊髄を保護,固定する	1. 最外層の髄膜
a. 硬膜上腔(epidural space):硬膜外側の潜在空間		a. 潜在空間は,通常,頭部では頭蓋骨と硬膜が密着するため閉じており,脊柱では脂肪組織で満たされる	a. 頭部では脳硬膜と頭蓋骨の間,脊柱では椎骨と脊髄硬膜の間に存在
b. 硬膜下腔(subdural space):硬膜内側の潜在空間		b. 通常閉じている	b. 硬膜とクモ膜の間に存在
2. クモ膜(arachnoid mater):繊細な疎性結合組織の膜		2. 栄養補給と限定的な保護	2. 硬膜の深層で硬膜内面と密着する
c. クモ膜小柱(arachnoid trabeculae):クモ膜から軟膜に伸びるクモの巣のような細い結合組織		c. クモ膜下腔や血管を限定的に支持	c. クモ膜下腔

(続く)

神経組織の構成

構造		機能	存在部位
髄膜（被膜）			
d. クモ膜下腔(sub-ara-chnoid space)：CSFで満たされる 3. 軟膜(pia mater)：繊細で非常に薄い結合組織層	① ② ③ ⓐ ⓑ ⓒ ⓓ	d. 脳や脊髄への衝撃緩和や血管供給路として機能 3. CNSの最外層を縁取る	d. クモ膜と軟膜の間 3. 脳や脊髄の最外層部

補足事項

- 機能的分類による3種類の神経細胞。
  - **運動神経**(motor neuron)：その多くは多極神経細胞であり、筋細胞とシナプスし筋を収縮させる。
  - **感覚神経**(sensory neuron)：その多くは偽単極神経細胞であり、末梢からの感覚情報をCNSに伝達する。偽単極性感覚神経の細胞体は集合し、全身に分布する様々な神経節を形成する。網膜や内耳などに分布する特殊感覚神経は双極神経細胞である。
  - **介在神経**(interneuron)：他の神経細胞から情報を受容、統合する多極神経細胞で、その情報を次の神経細胞へ伝達する。
- **希突起膠細胞とシュワン細胞の比較**：両細胞は、ともに軸索を取り巻く髄鞘を形成し同様の機能を持つが、希突起膠細胞はCNSのみに存在し、シュワン細胞はPNSのみに認められる。1つのシュワン細胞は1本の軸索のみに髄鞘を形成するが、希突起膠細胞は複数の細胞質突起を用いて2本以上の軸索に対して髄鞘を形成することが可能である。

中枢神経系（CNS）：脳（brain）

構造	機能	存在部位

肉眼解剖学的特徴

構造	機能	存在部位
1. 皮質（cortex）：灰白質（gray matter）。大量の神経細胞体が存在し，灰色を呈する 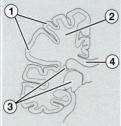	1. シナプス，神経細胞体，樹状突起，軸索およびグリア細胞が存在	1. 脳の外層部
2. 髄質（medulla）：白質（white matter）。大量の軸索が走行。軸索の多くは髄鞘を持つ有髄神経線維であり，ギラギラと輝くような白色を呈する	2. 軸索を介して神経シグナル伝達が行われる。神経核や神経路が存在	2. 脳の内層部
3. 神経核（nucleus）：神経細胞体の集まる髄質内の領域/部位	3. シナプスの存在部位。神経シグナルの統合部	3. 髄質全体に散在。基底核（basal nucleus, basal ganglia），内側膝状核（medial geniculate nucleus），外側膝状核（lateral geniculate nucleus）など
4. 神経路（tract）：同行する軸索集団によって白質に形成された明瞭なラインあるいは縞状の領域/部位	4. 軸索の束と関連するグリア細胞が存在	4. 髄質全体に分布。脳梁（corpus callosum），内包（internal capsule）など

（続く）

中枢神経系：脳			
構造		機能	存在部位
組織学的特徴			
1. 大脳皮質(cerebral cortex)：機能別に神経細胞の細胞体が，それぞれ整然と配列し層構造を形成。脳葉(lobe of brain)あるいは脳の部位によって，層構造の配列は異なる 2. 大脳髄質(cerebral medulla)：有髄神経線維とグリア細胞が大部分を占める	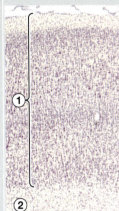	1. シナプスの存在部。化学シグナルの統合(神経インパルスの抑制あるいは増幅) 2. 軸索線維が走行し神経シグナルの伝導を行う	1. 大脳外層部。軟膜と白質の間の部位 2. 大脳内層部。灰白質深層部
3. 小脳皮質(cerebellar cortex)：機能の異なる神経細胞が3層の層構造を形成する灰白質 a. 分子層(molecular layer)：比較的均一な小型の神経細胞が，グリア細胞間に分布	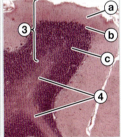	3. シナプスの存在部位。化学シグナルの統合。連携した身体運動や身体平衡の調節	3. 小脳外側部 a. 軟膜直下の小脳皮質外層部

(続く)

中枢神経系：脳

構造		機能	存在部位
組織学的特徴			
b. プルキンエ細胞層（Purkinje cell layer）：大型で錐体状の多極神経細胞が1列に並ぶ層	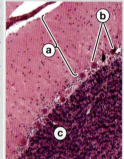		b. 分子層と顆粒層の間
c. 顆粒層（granular layer）：最も小型の神経細胞が密に配列する層			c. 小脳皮質最深層部
4. 小脳髄質（cerebellar medulla）：ほぼ有髄神経線維で構成され，細い枝分かれした白質の模様（小脳活樹〈arbor vitae〉）を形成		4. 軸索線維が走行し神経シグナルの伝導を行う	4. 小脳皮質の内層部

中枢神経系：脊髄（spinal cord）

構造		機能	存在部位
組織学的特徴			
1. 皮質：白質。軸索線維束とグリア細胞が様々な神経路を形成	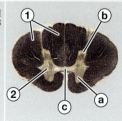	1. 軸索線維が走行し神経シグナルの伝導を行う	1. 軟膜直下の脊髄外層部

（続く）

中枢神経系：脊髄

構造		機能	存在部位
組織学的特徴			
2. 髄質：蝶の羽のような形状をした灰白質。神経細胞体とグリア細胞が存在	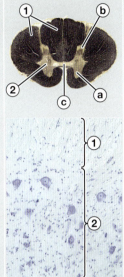	2. シナプスの存在部位。化学シグナルの統合（神経インパルスの抑制あるいは増幅）	2. 脊髄の内側中央部
a. 前角（anterior horn）：運動神経の細胞体とグリア細胞からなる脊髄髄質成分の腹側方向への突出部		a. 神経情報の統合，活動電位の抑制や増幅を行うことによって筋収縮の調節を行う	a. 髄質前角
b. 後角（posterior horn）：介在神経の細胞体，感覚神経の求心性線維，グリア細胞が存在		b. 感覚神経からの情報を統合し活動電位の抑制や増幅を行う	b. 脊髄後角
c. 中心管（central canal）：脳脊髄液（CSF）で満たされた狭い腔。内面を上衣細胞が縁取る		c. 少量のCSFを含む	c. 髄質中央部

末梢神経系（peripheral nervous system：PNS）		
構造	機能	存在部位
神経（nerve）		
CNSの外に出た（有髄あるいは無髄）神経が束ねられ，結合組織膜に包まれる 1. 軸索：髄鞘の中央部に存在する明瞭で細く長いヒモ状の構造 　a. 有髄線維（myelinated fiber）：縦断像で，髄鞘は鎖状の明調な領域で，その中央部に軸索が走行する。横断像で，髄鞘は円形の明調な領域で，その中央に小さな点状の軸索が観察される	CNSからの神経シグナルを末梢へ，末梢からのシグナルをCNSへ伝達 1. 活動電位（action potential）の伝達 　a. 髄鞘は軸索を絶縁し，活動電位の伝導速度を高める	全身に分布 1. 神経全体に分布 　a. 末梢神経組織全体に分布

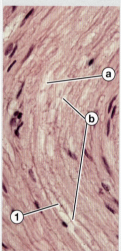

（続く）

5章 神経組織

末梢神経系		
構造	機能	存在部位
神経		
b. ランビエ絞輪：有髄線維において，シュワン細胞に包まれない部位。隣接する2つの髄鞘の間に細いラインと小さな切れ込みが観察される	b. 軸索全長にわたって一定の間隔で存在し，活動電位の増幅を行う	b. 有髄線維
c. 無髄線維（nonmyelinated fiber）：明調な領域が認められない糸状の細い軸索。シュワン細胞の核を含む暗調領域が存在	c. 軸索が絶縁されていないため，伝導速度は遅い	c. 末梢神経組織全体に分布

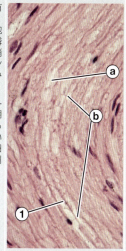

以下の結合組織膜に包まれる

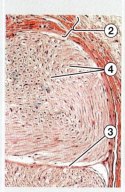

2. 神経上膜（epineurium）：神経全体を包む密性結合組織	2. 神経線維束を束ねるとともにこれを保護し，血管を導く	2. 神経線維束の外周部
3. 神経周膜（perineurium）：神経線維束を包む結合組織	3. 神経線維束を包み，血管を導く	3. 神経上膜から神経線維束周囲に入り込む

（続く）

末梢神経系

構造		機能	存在部位
神経			
4. 神経内膜(endoneurium)：各神経線維またはシュワン細胞を包む繊細な結合組織		4. 各軸索および/または髄鞘を包み支持する	4. 軸索と髄鞘に密着
神経節(neural ganglia)			
CNS以外のPNSで、神経細胞体が集合した部位		PNSにおける神経細胞の完全性を調節維持する	CNS以外の全身に分布
1. 脊髄神経節(spinal ganglia)(後根〈posterior root〉/感覚神経節〈sensory ganglia〉)		1. 感覚性偽単極神経細胞の細胞体を含む	1. 脊髄両側に存在する後根の膨らんだ部位
	a. 被膜(capsule)：密性結合組織。硬膜につながる	a. 神経節を包み保護する	a. 神経節最外層部
	b. 偽単極神経細胞の様々な大きさの細胞体が集団を形成	b. 神経機能の維持と調節	b. 神経節全体に集団を形成
	c. 衛星細胞(外套細胞)：細胞境界の不明瞭な小型球形核を持つ細胞。星状膠細胞に類似	c. PNSにおける神経細胞の支持	c. 神経細胞体の周囲に存在
	d. 神経線維束(nerve fiber bundle)：神経路と同様の構造を形成	d. 活動電位の伝達	d. 不規則に神経節内を走行

(続く)

末梢神経系

構造	機能	存在部位
神経節		
2. 交感神経節(sympathetic ganglia) 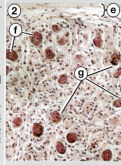	2. 節後線維(post-synaptic neurons of sympathetic nerve system)の神経細胞体を含む	2. 脊柱の左右両側に鎖状につながる神経節
e. 被膜：密性結合組織	e. 神経節を包み保護する	e. 神経節最外層部
f. 均一な大きさと分布を示す多極神経細胞からなる節後線維の細胞体が存在	f. 交感神経シグナルを受容，統合	f. 交感神経節内に均一に分布
g. 衛星細胞：細胞体周囲を不規則に取り囲む	g. PNSにおける神経細胞体の支持	g. 交感神経節全体に分布
3. 副交感神経節(parasympathetic ganglia)(腸神経節〈enteric ganglia〉)：被膜を持たず，小型で明調な楕円構造を示す	3. 節後線維(post-synaptic neurons of parasympathetic nerve system)の神経細胞体を含む	3. 消化管の壁内または近接した位置に存在
h. 比較的大型で三角形状の形態を持つ節後線維の細胞体が存在	h. 副交感神経シグナルを受容，統合する	h. 副交感神経節内に散在
i. 衛星細胞：細胞体周囲を不規則に取り囲む	i. 神経細胞の支持	i. 副交感神経節全体に不規則に散在

補足事項

- **シナプス**(synapse)：神経細胞間あるいは神経細胞と効果器との間で特殊に発達した情報伝達部位。シナプスは，シナプス前終末(presynaptic axon terminal)，シナプス間隙(synaptic cleft)およびシナプス後細胞樹状突起(postsynaptic dendrite)または効果器細胞(effector cell)で構成される(図5-1)。活動電位が軸索終末まで到達すると，細胞膜のカルシウムチャネルが開き細胞質内にCa^{2+}が流入する。それが引き金となり，軸索終末内の分泌小胞が細胞膜と融合し，小胞内の神経伝達物質(neurotransmitter：NT)がシナプス間隙に放出される。神経伝達物質は，シナプス後細胞の細胞膜(シナプス後膜)受容体に結合し，活動電位の発生あるいは抑制を行う。
- **シナプス間隙からの神経伝達物質の除去**：以下の方法による。①シナプス前終末による神経伝達物質の再取り込み(エンドサイトーシス〈endocytosis〉)，②シナプス間隙内の酵素による神経伝達物質の分解，③シナプス後細胞による神経伝達物質の分解と取り込み。神経伝達物質が迅速に除去されなければ，シナプス後細胞は抑制され続ける，あるいは活動電位を発火し続け，シグナル下流に悪影響を及ぼす可能性がある。

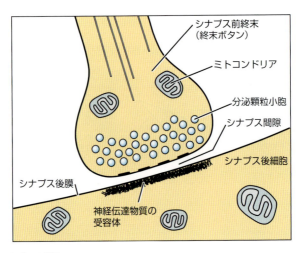

図5-1：シナプスの構造
(From Cui D. *Atlas of Histology with Functional and Clinical Correlations*. Baltimore：Lippincott Williams & Wilkins, 2009：119.)

- **血液脳関門**(blood-brain barrier)：以下の3つの構造によって構成される。
  - **連続性毛細血管**(continuous capillary)：内皮細胞間に存在する密着結合によって，傍細胞輸送を制限する密封構造が形成される。ガスや小型の脂溶性物質は内皮細胞を通過することができ，さらに選択的に小型分子が細胞内輸送される。CNSに存在する内皮細胞は，グルコース，アミノ酸，ビタミンなどの生命維持に必要不可欠な物質に対する大量の受容体を発現している。
  - **星状膠細胞終足突起**(astrocyte end-foot process)が毛細血管を取り囲み，内皮細胞の機能的完全性(密着結合)維持に寄与する。
  - **基底膜**：内皮細胞と星状膠細胞終足突起の間に存在。
- **無髄線維**は，CNSでは希突起膠細胞，PNSではシュワン細胞によって支持される。2本以上の軸索が隣接するグリア細胞に包まれる。すなわち，軸索はグリアの細胞膜に包まれ埋没する(図5-2)。

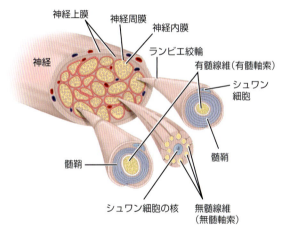

図5-2：有髄線維と無髄線維
(From Ross M, Pawlina W. *Histology*：*A Text and Atlas*. 6th ed. Baltimore：Lippincott Williams & Wilkins, 2009：356.)

- PNSにおける神経細胞損傷に対する反応：損傷部位よりも遠位の軸索は変性する（順行／ワーラー変性）。変性した軸索を取り囲むシュワン細胞は，髄鞘の破壊と細胞分裂による増殖を行い，柱状の細胞集塊を形成する（ビュングナー帯）。マクロファージは変性した髄鞘の断片を貪食処理する。損傷を受けた神経細胞体は，細胞体の膨化，ニッスル小体の減少および核の偏在などを特徴とする中心性色質融解を示す。再生中の軸索は多数の神経突起に枝分かれする。神経突起がビュングナー帯に接触すると，神経突起はビュングナー帯に沿って伸長し，再びシナプス後細胞と連絡する。神経突起がビュングナー帯との接触に失敗すると，ビュングナー帯は変性し，軸索はシナプス後細胞と接続することができなくなる（図 5-3）。

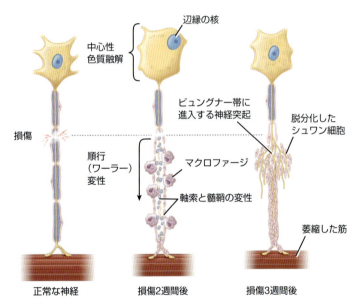

図 5-3：PNSにおける神経細胞損傷に対する反応
(From Ross M, Pawlina W. *Histology : A Text and Atlas*. 6th ed. Baltimore : Lippincott Williams & Wilkins, 2009：387.)

臨床との関連事項

- **医薬品**：いくつかの医薬品は，シナプス間隙に作用し神経伝達物質の効果を増幅あるいは減少させる働きを持つ。
  - **神経伝達物質取り込み阻害薬**：神経伝達物質がシナプス間隙にとどまる時間を延長し，シナプス後細胞に対する神経伝達物質の効果を増強する。
  - **神経伝達物質分解酵素阻害薬**：活性を持つ神経伝達物質が増加するので，シナプス後細胞に対する神経伝達物質の効果を増強する。

組織学的比較

	平行線維性結合組織	神経	平滑筋
細胞	扁平で細長い線維芽細胞の核が組織全体に散在するが，その数は多くない	明調な髄鞘の周囲にシュワン細胞の楕円形核が存在し，髄鞘中央部に細長い軸索が観察される	細長い楕円形核が細胞中央に存在する。細胞が密に分布し互いに近接する
染色像	厚い膠原線維束が大部分を占めるため強い酸好性を示す	明調な髄鞘の領域と酸好性を示す軸索やシュワン細胞の細胞質部が混在し，一様ではない染色性を示す	平滑筋細胞質内に多量の筋フィラメントが含まれるため，比較的均一な酸好性を示す

循環器系 6

はじめに

循環器系(circulatory system)は，血液とリンパ液を全身に循環させるための心臓と種々の血管，リンパ管で構成される。血液は，大量の液性細胞外基質中に浮遊した細胞成分(血球)を持つ特殊な結合組織である。4つの部屋を持つヒトの心臓は，全身からの血液を受け，協調的に働くことによって，血液を肺または全身に送り出す。血液の逆流は起こらない。血管系の組織構造は，機能や存在部位によって異なる。心臓に近い血管では，繰り返される大きな血圧変動に耐えるための構造を持ち，心臓から遠位の末梢血管では，ガスや様々な分子を効率よく交換するための特殊な構造を持つ。血管系を流れる血液の静水圧や組成は，全身の体液の恒常性維持に重要な役割を果たす。

循環器系

血液(blood)		
構造	機能	存在部位
組成		
特殊な結合組織	栄養素やO_2の運搬，老廃物やCO_2の回収，ホルモンの運搬，白血球や血小板の動員による凝固や免疫応答の促進	全身の心臓や血管内に存在

(続く)

血液

構造		機能	存在部位

組成

構造		機能	存在部位
1. 血漿(blood plasma): 液性の細胞外基質。血液体積の55%を占める 2. 有形成分: 細胞(血球)と血小板。血液体積の45%を占める。ヘマトクリット(hematocrit): 血液体積に占める血球(ほぼ赤血球)体積の割合 　a. 赤血球の占める層。血球体積の99%以上を占める 　b. バフィーコート(buffy coat): 白血球と血小板からなる血球体積の約1%を占める有形成分上層部に形成される灰色の薄層	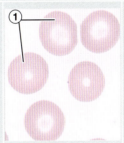	1. 溶媒や緩衝剤として機能し、浸透圧の維持に働く 2. O_2, CO_2の交換。免疫応答や血液凝固に関与	1. 血液の上澄み 2. 血液の沈殿部 　a. 有形成分の大部分 　b. 有形成分上層部

有形成分

構造	機能	存在部位
1. 赤血球(red blood cell: RBC, erythrocyte): 赤く、両面中央部が凹んだ無核細胞。直径7〜8μm	1. O_2の運搬	1. 血漿内に浮遊

(続く)

血液			
構造		機能	存在部位

有形成分

2. 白血球(white blood cell：WBC, leukocyte)：様々な形態と大きさを持つ有核細胞		2. 免疫学的監視と免疫応答の促進	
a. 好中球(neutrophil)：分葉核(3〜4分葉)を持つ。細胞質に小型の顆粒が観察される	ⓐ	a. 急性炎症や感染に反応し，感染部位に移動，病原体や細胞断片を貪食(phagocytosis)	
b. リンパ球(lymphocyte)：異染色性の球形核(わずかに凹みがある場合もある)と明調で狭い細胞質を持つ小型球形細胞	ⓑ	b. 慢性炎症や感染に反応し，獲得免疫応答を行う	
c. 単球(monocyte)：腎形またはソラマメ型の核を持つ大型細胞。細胞質に大型の顆粒は認められない	ⓒ	c. 傷害や感染に対応し，感染部位に移動，血管外に出てマクロファージ(macrophage)に分化する	
d. 好酸球(eosinophil)：2分葉核を持ち，細胞質は酸好性顆粒で満たされる	ⓓ	d. アレルギー，寄生虫感染，慢性炎症に関与する	

(続く)

血液		
構造	機能	存在部位
有形成分		
e. 好塩基球(basophil)：分葉核を持ち，細胞質は塩基好性顆粒で満たされる	e. 血管作動性物質の分泌	
3. 血小板(platelet)(巨核球〈megakaryocyte〉)：小型無核の巨核球細胞断片	3. 血餅(blood clot)の形成，血管損傷部位の修復	

補足事項

- **ヘマトクリット**：血液標本で血球（ほぼ赤血球）が占める体積比率。正常値は，男性で39〜50％，女性で35〜45％である。
- **赤血球の形態**：様々な膜タンパク質（membrane protein）によって維持される（図6-1）。
  - **内在性膜タンパク質**：細胞膜のリン脂質二重層内に存在し，表在性膜タンパク質の連結部として機能する。グリコシル化された細胞外ドメインは，血液型を決定する抗原特異性に関与する。
  - **表在性膜タンパク質**：両面が凹状をした赤血球の特異な形態を維持するために，細胞膜のリン脂質二重層の内面と連携して網目構造を形成し，ある程度の弾力性を持たせている。
- **組織学における定規**：赤血球は，全身に均一な大きさで大量に存在するため，組織内の構造や他の細胞の大きさを判断するのに有効な指標となる。

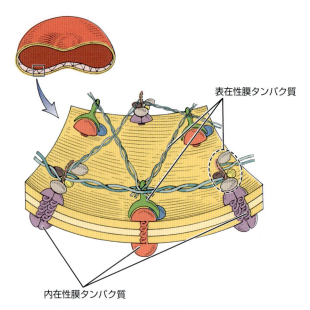

図 6-1：赤血球の形態と機能を維持する膜タンパク質
(From Ross MH, Pawlina W. *Histology: A Text and Atlas*. 6th ed. Baltimore: Lippincott Williams & Wilkins, 2009: 272.)

- 顆粒球(granulocyte)と無顆粒球(agranulocyte)。
  - **顆粒球**：細胞質に水解小体のほかに特殊顆粒を持つ白血球で，好中球，好酸球，好塩基球が分類される。
  - **無顆粒球**：細胞質に特殊顆粒を持たない白血球で，リンパ球，単球が分類される。無顆粒球は水解小体を持つが，これらは明瞭な染色性を示す顆粒として観察されないため，細胞質に顆粒が存在しないようにみえる。
- **リンパ球の3型**：Bリンパ球(B lymphocyte)(B細胞〈B cell〉)，Tリンパ球(T lymphocyte)(T細胞〈T cell〉)，NK細胞(natural killer cell)は異なる機能を持つが，通常染色で各細胞を識別するのは困難である。

臨床との関連事項

- **貧血**(anemia)：ヘマトクリットの減少した状態。内出血や外出血，赤血球造血の減少する疾患など，様々な原因によって生じる可能性がある。
- **鎌状赤血球貧血**(sickle cell anemia)：最も多い原因は，ヘモグロビンβ鎖を構成するアミノ酸の1つが，グルタミン酸からバリンに変化していることで

ある。急性あるいは慢性炎症や酸素消費量の増大といった負荷の大きい状況では，変異したヘモグロビンの凝集と赤血球の形態が鎌状に変化する現象が生じる。鎌状赤血球は，変形能に乏しいため，狭い毛細血管で詰まりやすく，その下流領域に激しい痛みを伴った細胞傷害やネクローシスを引き起こす。鎌状赤血球は，正常赤血球に比べ，脾臓その他の器官で補足排除されやすいため短命である。このため，多くの場合，患者は貧血状態となる。

組織学的比較

	リンパ球	単球
大きさ	ほとんどのリンパ球は小型で，赤血球に近い大きさである	大型の細胞
核	通常，一様な異染色性の濃縮した球形核であるが，時に核の一部に小さな凹みを持つ場合もある	異染色性と正染色性が混在した様相を示し，しばしば，核の一部に大小の凹みが存在し，ソラマメ型を示す
細胞質	核周部に，塩基好性を示す環状の非常に乏しい細胞質を持つ	わずかに塩基好性でくすんだ様相を示す大量の細胞質を持つ

記憶術

***N**ever **L**et **M**onkeys **E**at **B**ananas*

このフレーズは，末梢血に占める各白血球の割合(数)に対応したものである。割合の多い順に並ぶ。

- **N**eutrophil(好中球)＞**L**ymphocyte(リンパ球)＞**M**onocyte(単球)＞**E**osinophil(好酸球)＞**B**asophil(好塩基球)

心臓(heart)

構造	機能	存在部位
肉眼解剖学的特徴		
1. 右心房(right atrium)：薄い壁の部屋。背側は滑らかでツヤのある内面を持つが，前外側では，櫛状筋(pectinate muscle)の発達した三角形状の右心耳(right auricle)が存在	1. 体循環からの脱酸素化された血液(静脈血)を受け，右心室に送る	1. 右上部の部屋

(続く)

心臓

構造		機能	存在部位
肉眼解剖学的特徴			
2. 左心房(left atrium)：ツヤのある滑らかな内面を持つ薄い壁の部屋。腹側に櫛状筋を持つ細く長い左心耳(left auricle)が存在	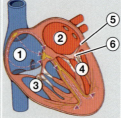	2. 肺から酸素化された血液(動脈血)を受け，左心室に送る	2. 左上部の部屋
3. 右心室(right ventricle)：比較的薄い筋性の壁を持つ部屋で，複雑な肉柱(trabeculae carneae)や乳頭筋(papillary muscle)が存在		3. 右心房からの血液を受け，肺に送る	3. 右下部の部屋
4. 左心室(left ventricle)：厚い筋性の壁を持つ部屋で，肉柱や乳頭筋が存在		4. 左心房からの血液を受け，全身に送る	4. 左下部の部屋
5. 心臓骨格(cardiac skeleton)：密性結合組織	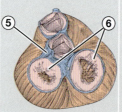	5. 心房から心室への活動電位の伝導を物理的に阻止する。心筋と弁を固定	5. 心房と心室の間で，4つの主要な開口部の周囲に存在
6. 弁(valve)：線維性の弁		6. 心臓収縮時に血液が逆流するのを防ぐ	6. 左右の房室口

（続く）

心臓

構造	機能	存在部位

組織学的特徴

1. 心内膜(endocardium)：心臓内腔の血液と接する結合組織が主体の薄層
   a. 内皮(endothelium)：単層扁平上皮
   b. 内皮下層(subendocardial layer)：結合組織(平滑筋が散在する場合もある)
   c. プルキンエ線維(Purkinje fiber)：特殊心筋(specialized cardiac muscle cell)

2. 心筋層(myocardium)：心筋細胞(心筋線維)

3. 心外膜(epicardium)：心膜の臓側板に相当
   d. 中皮(mesothelium)：単層扁平上皮
   e. 心外膜下組織(subepicardial connective tissue)：脂肪を豊富に含む疎性結合組織

1. 心臓内腔を覆い支持する
   a. 心臓内腔を覆う。血液の透過性や血流の調節を行う。抗凝固因子の産生
   b. 衝撃緩和と内皮細胞の支持
   c. 活動電位の伝導

2. 収縮して全身に血液を送り出す

3. 心臓外側を覆い支持する
   d. 漿液の産生
   e. 心臓の保護、支持、絶縁を行う

1. 心臓壁最内層部
   a. 血液と接する部位
   b. 内皮細胞直下部
   c. 内皮下層深層部

2. 心臓壁中間部

3. 心臓壁最外層部
   d. 心膜液(心囊液)に接する心外膜最外層部
   e. 中皮と心筋層の間

血管の一般的構成

構造	機能	存在部位
内膜（tunica intima）		
1. 内皮：単層扁平上皮	1. 血管内腔を覆う。血液の透過性や血流の調節を行う。抗凝固因子の産生	1. 血液と接する血管壁最内層部
2. 内皮下層（subendothelial layer）：疎性結合組織	2. 衝撃緩和と内皮細胞の支持	2. 内皮直下部
3. 内弾性板（internal elastic lamina）：弾性線維の薄層	3. 血管に弾力性を与え，構造的支持を行う	3. 内膜最外層部
中膜（tunica media）		
4. 平滑筋層：厚さは血管により様々。間質成分として弾性線維を含む	4. 収縮することにより，血圧や血流量の調節を行う	4. 内弾性板と外弾性板の間に存在
5. 外弾性板（external elastic lamina）：弾性線維の薄層	5. 血管に弾力性を与え，構造的支持を行う	5. 平滑筋層と外膜の間

（続く）

血管の一般的構成

構造	機能	存在部位
外膜（tunica adventitia）		
6. 外膜：結合組織 7. 血管の血管（vasa vasorum）：小型の血管 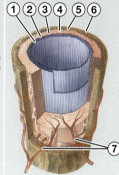	6. 血管の構造的支持を行うとともに血管を周囲組織に固定 7. 血管壁に血液供給を行う	6. 血管壁最外層部 7. 外膜全体に分布

動脈（artery）

構造	機能	存在部位
弾性型動脈（elastic artery）（大動脈〈large artery〉）		
1. 比較的厚い内膜 2. 大量の弾性線維を含む厚い中膜 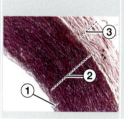	1. 血管内腔を覆い保護する 2. 繰り返される血圧変動に対応するとともに，血管の拡張とその反動を利用し一定した血流を確保する	大動脈（aorta）および大動脈から直接分岐する大型の動脈

（続く）

動脈		
構造	機能	存在部位
弾性型動脈(大動脈)		
3. 比較的薄い外膜(中膜の1/4〜1/2の厚さ) 　a. 血管の血管(小型の血管)が大量に存在 ＊内弾性板と外弾性板は不明瞭 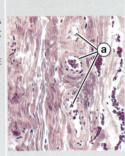	3. 血管壁の保護と構造的支持を行う 　a. 血管壁に血液供給を行う	
筋性動脈(muscular artery)		
1. 薄い内膜 　a. 明瞭な内弾性板 2. 厚い中膜：ほぼ平滑筋が占める 　b. 明瞭な外弾性板 3. 外膜は中膜とほぼ同じ厚さを持つ 　c. 血管の血管(小型の血管)	1. 血管内腔を覆い保護する 　a. 内膜に弾力性を与え，構造的支持を行う 2. 収縮することにより血圧維持に働く 　b. 血管壁に弾力性を与える 3. 血管壁の保護と構造的支持を行う 　c. 血管壁に血液供給を行う	弾性動脈よりも末梢に分布する動脈：脾動脈(splenic artery)，腎動脈(renal artery)，副腎動脈(suprarenal artery)，橈骨動脈(radial artery)，尺骨動脈(ulnar artery)など

(続く)

6章 循環器系

動脈

構造		機能	存在部位
小動脈（small artery）			
1. 薄い内膜 　a. 明瞭な内弾性板 2. 3〜8層の平滑筋からなる中膜 　b. 明瞭な外弾性板 3. 薄い外膜 *外弾性板は不明瞭	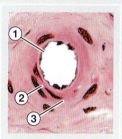	1. 血管内腔を覆い保護する 　a. 内膜に弾力性を与え，構造的支持を行う 2. 細動脈や毛細血管床への血流量を調節 　b. 血管壁に弾力性を与える 3. 血管壁の保護と構造的支持を行う	各器官や身体の小領域に進入し，枝分かれしつつ末梢に分布する小型の動脈
細動脈（arteriole）			
1. 薄い内膜 2. 1〜2層の平滑筋からなる中膜 3. 薄い外膜 *内弾性板，外弾性板は存在しない（太い細動脈では内弾性板が存在）		1. 血管内腔を覆い保護する 2. 毛細血管床への血流量を調節 3. 血管壁の保護と構造的支持を行う	毛細血管床直前に存在する最も小さな動脈

毛細血管（blood capillary）

構造	機能	存在部位
連続型毛細血管（continuous capillary）		
1層の内皮細胞が並ぶ単層扁平上皮によって構成される	血管内腔を覆い保護する。毛細血管壁を通過する物質を厳密に調節する	外分泌腺，筋組織，肺，CNS，精巣，胸腺皮質など

（続く）

毛細血管

構造		機能	存在部位
連続型毛細血管			
1. 薄い細胞質 　a. 飲み込み小胞(pino-cytotic vesicle) 2. 扁平な核：異染色性に富む	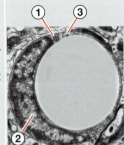	1. ガスや小型の物質,脂溶性物質を迅速に交換 　a. 巨大分子の輸送 2. 内皮細胞の機能維持	1. 血液に接する毛細血管壁最内層部 　a. 内皮細胞質 2. 内皮細胞の核は内腔側に突出
3. 内皮細胞間の密着結合	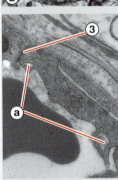	3. 傍細胞輸送(paracellular exchange)による物質の交換を制限	3. 内皮細胞の間
有窓型毛細血管(fenestrated capillary)			
1層の内皮細胞が並ぶ単層扁平上皮によって構成される 1. 薄い細胞質	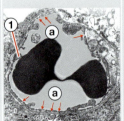	血管内腔を覆い保護する。毛細血管壁を通して巨大分子の輸送を行う 1. ガスや小型の物質,脂溶性物質を迅速に交換	内分泌腺,腸管,腎臓

(続く)

毛細血管

構造		機能	存在部位

有窓型毛細血管

a. 窓(fenestrae)：内皮の細胞質を貫通する小孔

b. 隔膜(diaphragm)：窓の開口部に存在する非細胞膜性の薄膜

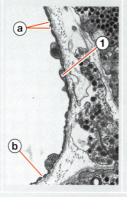

a. 毛細血管壁を貫く通路を形成し，巨大分子の輸送を可能にする

b. 機能は不明

類洞(洞様毛細血管)(sinusoid)，非連続性毛細血管(discontinuous capillary)

1層の内皮細胞が並ぶ単層扁平上皮によって構成される。拡張した内腔を持つ

1. 内皮細胞間に大型の間隙が存在し，部分的あるいは完全に基底膜が欠ける

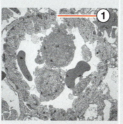

血管内腔を覆い保護するとともに，巨大分子や細胞を血管内腔と間質との間で移動させる

1. 血管内腔と間質の間で巨大分子や細胞の輸送を行う

肝臓，脾臓，骨髄など

静脈（vein）		
構造	機能	存在部位
細静脈（venule）		
3層は薄く不明瞭，直径0.1～1mm以下の最も小さな静脈 1. 内皮：単層扁平上皮 2. 中膜：1～2層の平滑筋からなる	毛細血管床からの血液が流れ込む。血管作動性物質（ヒスタミン，セロトニン）が主に作用する部位	毛細血管の遠位部
中静脈（medium vein）		
直径1～10mmの静脈 1. 内膜：内皮細胞と不明瞭な内弾性板 2. 中膜：同程度の直径を持つ動脈に比べ非常に薄い 3. 外膜：比較的厚く，中膜の2倍以上の厚さを持つ 4. 静脈弁（venous valve）：内皮細胞で縁取られた薄い結合組織性の弁	細静脈からの血液が流れ込む。血液の逆流を防ぐ弁が存在	細静脈の遠位部

（続く）

静脈

構造		機能	存在部位
大静脈（large vein）			
10 mm 以上の直径を持つ大型の静脈 1. 内膜：内皮細胞，少量の内皮下層と不明瞭な内弾性板 2. 中膜：比較的薄く，数層の平滑筋からなる 3. 外膜：3層のなかで最も厚い		中静脈からの血液が流れ込み，心臓へ運ぶ	下大静脈，上大静脈，肝門脈，腕頭静脈

補足事項

- **動静脈（AV）吻合**（arteriovenous shunt）：毛細血管を迂回し，細動脈と細静脈が直接つながる経路。皮膚，勃起組織，消化管などにみられる。AV 吻合が閉じた場合，血液は毛細血管へ送られるため血流が減速し，AV 吻合の存在する部位での物質の交換が促進される。
- **皮膚の AV 吻合**：寒いときは，AV 吻合が開き，細動脈から細静脈へ直接血液が流れることによって，皮膚毛細血管への血流が制限され，体表近くを走行する毛細血管からの熱放散を防ぎ，深部体温の維持に働く。暑いときは，AV 吻合は閉じ，血液は毛細血管へ送られ，体表からの熱放散が行われる。
- **周皮細胞**（pericyte）：毛細血管，細動脈，細静脈の周囲に存在する支持細胞。内皮細胞の機能や完全性を維持するとともに，収縮能を持ち，毛細血管や細静脈の血流を調節する。

臨床との関連事項

- **虚血性心筋症**（ischemic cardiomyopathy）：アテローム性動脈硬化症による冠状動脈の狭窄に起因することが最も多い。アテローム性動脈硬化症では，アテローム斑が徐々に厚くなることによって冠状動脈の狭窄が生じ，心臓の特定の領域への酸素供給が不足し，心筋細胞に障害が発生する。

- **心筋梗塞**(myocardial infarction)：心臓の特定領域への血液供給欠如による心筋細胞の壊死。冠状動脈の完全狭窄によって生じることが最も多い。
- **アテローム性動脈硬化症**(atherosclerosis)：血管内膜への脂質の集積による肥厚は、いずれ動脈狭窄を引き起こす。アテローム(粥状)組織は動脈壁の構造を弱め、特に内皮の損傷が増加する傾向にあり、血栓症を起こしやすくなる。
- **深部静脈血栓症**(deep vein thrombosis：DVT)：長期臥床と、その後の静脈内のうっ血した血液貯留に関連して、下肢深層の静脈に血栓の形成がしばしばみられる。血栓が剥がれると塞栓を生じる。血栓が血流にのると、一般的に肺動脈(pulmonary artery)で詰まり、致死的になる場合がある。

リンパ系 7

はじめに

　リンパ系(lymphatic system)は，身体にとって有害な物質を監視し，それらと闘い排除するために働く細胞，組織，器官で構成される。白血球，特にリンパ球がリンパ系の実質部を占め，びまん性リンパ組織，リンパ節，リンパ器官として全身に分布する。リンパ器官は，線維性被膜で包まれたリンパ組織によって構成される。リンパ管は，リンパ組織間で相互接続するとともに，血管系ともつながる。リンパ系は免疫学的に重要な機能を担うため全身に存在するが，体幹と体肢のつなぎ目や粘膜などの重要な部分には特に顕著に認められる。

リンパ系

リンパ組織(lymphoid tissue)

構造		機能	存在部位
びまん性リンパ組織(diffuse lymphoid tissue)			
1. 白血球(主にリンパ球，形質細胞，好酸球およびマクロファージ)が，疎性結合組織内に比較的高密度に分布	①	1. 病原体から身体を守り，免疫応答(immune response)を行う	1. 消化管や呼吸器の粘膜固有層，尿管の粘膜，リンパ器官全域に散在

(続く)

リンパ組織		
構造	機能	存在部位

リンパ小節(lymphoid nodule)(濾胞〈follicle〉)

構造	機能	存在部位
2. B細胞が高密度に集積した構造。抗原(antigen)によりB細胞が活性化されると,抗体(antibody)の産生を行う	2. 病原体から身体を守り,免疫応答を行う	2. 消化管や呼吸器の粘膜固有層,尿管の粘膜,リンパ器官全域に散在。最も顕著なのは,扁桃,パイエル板,虫垂など
3. 胚中心(germinal center):リンパ小節中央部の明調な領域	3. 感作リンパ球の増殖,形質細胞への分化および抗体産生が行われる部位(訳注:抗体の産生場所については不明な点が多い)	3. 活性化したリンパ小節の中央部
4. マントル層(mantle zone)(濾胞域〈follicular area〉):塩基好性に濃染する環状領域	4. 新生されたリンパ球で構成される	4. 胚中心の周辺部

補足事項

- **粘膜関連リンパ組織**(mucosa-associated lymphoid tissue:MALT):粘膜内に存在するびまん性リンパ組織とリンパ小節。
  - **消化管関連リンパ組織**(gut-associated lymphoid tissue:GALT):消化管粘膜に分布する MALT。
  - **気管支関連リンパ組織**(bronchus-associated lymphoid tissue:BALT):気管・気管支粘膜に分布する MALT。
- 扁桃(tonsil)は GALT の一員であるが,部分的に線維性被膜で包まれるため,独立したリンパ器官ともみなされる。

扁桃 (tonsil)

構造		機能	存在部位
口蓋扁桃 (paratine tonsil)			
左右両側に存在するリンパ組織で，以下の構造を含む	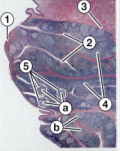	口峡で免疫応答を行う	口峡両側で口蓋咽頭弓 (palatopharyngeal arch) と口蓋舌弓 (palatoglossal arch) の間の陥凹部に存在
1. 非角化重層扁平上皮		1. 粘膜の保護	1. 扁桃表層部
2. 陰窩 (crypt)：リンパ球が浸潤した上皮の深い落ち込み		2. 免疫細胞が口峡を通過する物質と接触する表面積を増加させる	2. 扁桃実質部に広がる
3. 不完全な結合組織性被膜		3. 扁桃を周囲の結合組織から分離し，感染拡大を防止	3. 扁桃と周囲結合組織の間
4. びまん性リンパ組織	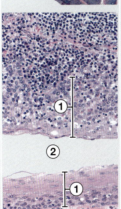	4-5. 免疫応答を行う	4. 扁桃実質部全体に分布
5. 以下の構造を伴った多数のリンパ小節			5. 扁桃実質部全体に分布
a. 胚中心：リンパ小節中央部の明調な領域			a. 活性化したリンパ小節の中央部
b. マントル層 (濾胞域)			b. 胚中心の周辺部

(続く)

扁桃		
構造	機能	存在部位
咽頭扁桃（pharyngeal tonsil）（アデノイド〈adenoid〉）		
不対のリンパ組織。以下の構造を含む 1. 多列線毛円柱上皮が表面を覆う 2. 不完全な結合組織性被膜 3. 多数のリンパ小節 4. びまん性リンパ組織	鼻咽頭（上咽頭）（nasopharynx）の上壁で免疫応答を行う 1. 粘膜表層部を形成 2. 扁桃を周囲の結合組織から分離し，感染拡大を防止 3-4. 免疫応答を行う	鼻咽頭上壁 1. 咽頭表面 2. 扁桃と周囲結合組織の間 3-4. 扁桃実質部全体に分布
舌扁桃（lingual tonsil）		
リンパ組織の集合体。以下の構造を含む 1. 非角化重層扁平上皮	1. 粘膜表層部を形成	舌後方1/3の粘膜表層に存在 1. 口峡

（続く）

扁桃		
構造	機能	存在部位
舌扁桃		
2. 陰窩：上皮の広い落ち込み	2. 免疫細胞が口峡を通過する物質と接触する表面積を増加させる	2. 扁桃実質部に広がる
3. 不完全な結合組織性被膜	3. 扁桃を周囲の結合組織から分離し，感染拡大を防止	3. 扁桃と周囲結合組織の間
4. 多数のリンパ小節とびまん性リンパ組織	4. 免疫応答を行う	4. 扁桃実質部全体に分布

組織学的比較

3つの扁桃は，いずれもびまん性リンパ組織と多数のリンパ小節からなる同様の組織構造を示すが，その他の構造的特徴によって3つの扁桃を区別することができる。

	口蓋扁桃	咽頭扁桃	舌扁桃
粘膜上皮	非角化重層扁平上皮	多列線毛円柱上皮	非角化重層扁平上皮
陰窩	多数の深く枝分かれした構造	なし	広く浅い枝分かれのない構造

臨床との関連事項

- **扁桃炎**(tonsillitis)：細菌やウイルス感染によって扁桃に生じた炎症。患者の口を開け，舌を下げれば，化膿性滲出液(膿)を伴い赤く腫れた口蓋扁桃を容易に確認できる。患者は，のどの痛み，全身の痛み，高熱，嚥下障害を示す。重症の場合，感染は咽頭や喉頭，耳管に広がる場合もある。

リンパ節（lymph node）

構造		機能	存在部位
肉眼解剖学的特徴			
様々な大きさを持つ楕円状構造体		リンパ液の濾過	リンパ管に沿って全身に分布。腋窩，鼠径部，頸部，腸間膜に多数存在
1. 凸側	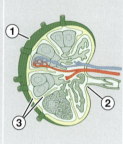	1. 輸入リンパ管（afferent lymphatic vessel）がリンパ節に入る	1. リンパ節の凸側部
2. 門（hilum）：凹側の領域		2. 輸出リンパ管（efferent lymphatic vessel）が出る。血管・神経がリンパ節に出入りする部位	2. リンパ節の凹側部
3. 小柱を伴った被膜：密性結合組織		3. リンパ節の構造を支持	3. リンパ節表層を保護する構造（被膜）と被膜からリンパ組織（実質）側に入り込む構造（小柱）が存在
組織学的特徴			
4. 皮質浅層（outer cortex）：B細胞が球状に集積したリンパ小節が存在	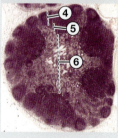	4. リンパ液内の抗原を監視し，抗原が存在した場合，B細胞は形質細胞に分化し抗体を産生	4. 被膜の下層
5. 皮質深層（inner cortex）：T細胞が多数を占める領域		5. T細胞と抗原提示細胞が接触する部位	5. 皮質浅層と髄質の間

（続く）

リンパ節

構造	機能	存在部位
組織学的特徴		
6. 髄質(medulla):以下の構造からなる 　a. 髄索(medullary cord):B細胞,形質細胞,マクロファージ,細網細胞が凝集した領域 　b. 髄洞(medullary sinus):髄索の間を走行するリンパ液の通路	6. リンパ液を濾過し集める 　a. 抗原の貪食,抗体の産生 　b. リンパ液を輸出リンパ管へ送る	6. リンパ節中央部 　a. 髄質に散在 　b. 髄索の間の領域

補足事項

- **リンパ液(lymph)**:余剰の間質液(interstitial fluid)が集められ,血管系に輸送される。リンパ管の途中には,病原体や有害となる可能性のある粒子や細胞を排除する多数のリンパ節が存在する。
- **リンパ節内のリンパ液の流れ**:輸入リンパ管→辺縁洞(被膜直下のリンパ洞)→中間洞(傍小柱洞)→髄洞→輸出リンパ管(図7-1)。

臨床との関連事項

- **リンパ節炎(lymphadenitis)**:抗原と反応したリンパ球が胚中心で増殖し,抗体産生を行う際にみられるリンパ節の炎症性腫脹。腫脹したリンパ節は,上肢や下肢の感染では腋窩や鼠径部,扁桃の感染では,頸部で腫れた腺のような構造として体表から確認あるいは触れることができる。
- **センチネルリンパ節(sentinel lymphoid node)**:身体のある領域のリンパ液が最初に流れ込むリンパ節あるいはリンパ節集団。
- **センチネルリンパ節生検**:がんのステージ分類を決定するために,センチネルリンパ節を切除し,転移したがん細胞の有無を検査する。センチネルリンパ節を同定するために,外科医は,腫瘍またはその周囲組織に色素あるいは放射性同位元素を注入し,その流れを追うことによって生検すべきリンパ節を決定する。

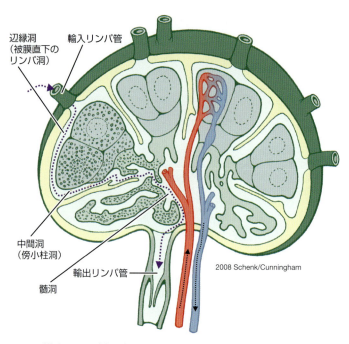

図7-1：リンパ節内のリンパ液の流れ
(From Cui D. *Atlas of Histology with Functional and Clinical Correlations*. Baltimore：Lippincott Williams & Wilkins, 2009：119.)

胸腺（thymus）		
構造	機能	存在部位
肉眼解剖学的特徴		
左右両葉性の器官	T細胞の分化（differentiation）と成熟（maturation）	前縦隔上部
1. 密性結合組織からなる被膜	1. 器官の保護と外部組織との境界部を形成	1. 器官最外層部

（続く）

胸腺

構造	機能	存在部位
肉眼解剖学的特徴		
2. 中隔(小柱)：被膜から実質側に伸びる密性結合組織	2. 中隔を形成し、実質部を小葉(lobule)に分ける。血管や神経が走行	2. 被膜から実質側に伸びる
3. 皮質：細胞密度が高い塩基好性の領域	3. T細胞の選別と成熟が行われる	3. 被膜直下部
4. 髄質：明調領域	4. T細胞の選別、成熟、貯蔵および循環器系への移出部	4. 器官中央部
5. ハッサル小体(Hassall corpuscle)(胸腺小体〈thymic corpuscle〉)：酸好性を示す同心円状の球状構造体	5. 不明	5. 髄質に散在

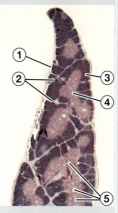

構造	機能	存在部位
組織学的特徴		
皮質は以下の細胞を含む		
6. 胸腺細胞(thymocyte)：小型で塩基好性を示す発生中のT細胞	6. 選別され成熟	6-8. 皮質、髄質全体に分布
7. 上皮性細網細胞(epithelioreticular cell)(Ⅰ、Ⅱ、Ⅲ型)：明調核を持つ大型の樹状細胞	7. 網目状構造を形成し、血液胸腺関門の形成およびT細胞の選別に関与	
8. マクロファージ：明調な細胞質を持つ	8. 選択されなかった胸腺細胞の貪食	

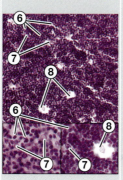

(続く)

胸腺		
構造	機能	存在部位
組織学的特徴		
髄質には，皮質よりも多くの上皮性細網細胞（Ⅳ，Ⅴ，Ⅵ型）と成熟したT細胞が散在 5. ハッサル小体（胸腺小体）：上皮性細網細胞が束状に集積した構造		

補足事項

- **血液胸腺関門**（blood-thymic barrier）：連続性毛細血管と上皮性細網細胞で構成される。上皮性細網細胞は，胸腺細胞と血液の間に物理的障壁を形成し，免疫不全の原因となる発生途中の胸腺細胞と血中抗原の接触を防止する。
- 上皮性細網細胞と通常の細網細胞：胚の起源，形態および機能の点から区別された2種類の異なる細胞集団。2つの細胞集団は，ともにリンパ系に含まれ，「細網」という名前を持つことから，しばしば学生は2つの細胞集団を混同する。
  - **上皮性細網細胞**：上皮様の形態（広く大きな細胞質）を持ち，T細胞の成熟に大きな役割を果たし，胸腺のみに存在する。
  - **通常の細網細胞**：薄く紡錘形をした線維芽細胞様細胞。胸腺を含む多くのリンパ器官で細網線維を産生する。

7章　リンパ系

脾臓（spleen）

構造	機能	存在部位
肉眼解剖学的特徴		
不対，こぶし大の大きさのリンパ器官	血中の抗原や微生物の除去。抗体の産生。変性赤血球の除去。造血	第9～第12肋骨レベルで，腹腔の左上部1/4の位置
1. 白脾髄（white pulp）：細胞密度が高く，灰色をした小節状の領域	1. 血中物質の濾過と監視。抗原により活性化し，抗体の産生を行う	1-2. 脾臓全体に存在
2. 赤脾髄（red pulp）：白脾髄よりもやわらかい赤色をした細胞密度の低い領域	2. 血液の濾過。変性あるいは傷害を受けた赤血球の破壊	
3. 被膜：密性結合組織	3. 脾臓を包み保護する	3. 脾臓の周囲
4. 脾柱：密性結合組織	4. 脾臓の構造的支持。脾臓内へ分布する血管が走行	4. 被膜から実質側に伸びる
組織学的特徴		
白脾髄		
5. 脾小節（splenic nodule）（リンパ小節）：B細胞の球状集合体（胚中心を持つものと持たないものが存在）	5. 血中の抗原を監視し，形質細胞への分化や抗体の産生が行われる	5. 脾臓全体に散在

（続く）

脾臓		
構造	機能	存在部位

組織学的特徴

構造	機能	存在部位
a. 胚中心：脾小節の明調領域	a. B細胞の増殖，形質細胞への分化，抗体産生が行われる	a. 脾小節明調部
6. 中心動脈(central artery)：脾動脈の枝	6. 白脾髄と赤脾髄へ血液供給を行う	6. 白脾髄辺縁部
7. 動脈周囲リンパ鞘(periarterial lymphatic sheath：PALS)：T細胞の集積部	7. 免疫応答を行う	7. 中心動脈周囲部

赤脾髄は以下の構造からなる

構造	機能	存在部位
8. 脾索(splenic cord)(ビルロード索〈cord of Billroth〉)：細網細胞による網目状構造，リンパ球，マクロファージを含む細網組織	8. 血中成分の監視と変性赤血球の破壊	8. 赤脾髄全体で，脾洞間に存在
9. 脾洞(splenic sinus)：平行に並ぶ細長い内皮細胞(杆状内皮)によって縁取られた類洞	9. 血液の濾過。変性赤血球の破壊	9. 赤脾髄全体の脾索間に存在

補足事項

- **脾臓**：リンパ系（血中抗原に対する免疫応答）と循環器系（血液の濾過，変性赤血球の破壊，必要に応じて造血能）の機能が同居した特異な器官である。
- **開放循環**（open circulation）：中心動脈から細網組織である脾索へ血液が流れ込む循環経路で，脾索に流出した赤血球は最大限にマクロファージと接触する。正常赤血球は変形能が高く，容易に脾洞内皮の間を通り循環器系に戻ることができるが，変性あるいは老化した赤血球は，脾洞の内皮をうまく通過することができず，マクロファージによって貪食される。
- **閉鎖循環**（closed circulation）：血液が，中心動脈から脾洞へ直接流れる循環経路。血液は血管外（脾索）に流出せず循環器系に直接戻る。

臨床との関連事項

- **脾腫**（splenomegaly）：脾臓が腫大化した状態。脾臓の正常な機能変化として認められる。サルコイドーシス，白血病などの様々な病態によって生じる場合がある。
- **脾臓喪失**（autosplenectomy）：脾臓の多発性梗塞による脾臓組織の喪失。鎌状赤血球貧血の患者では，変性赤血球による小血管の目詰まりが繰り返し起こり，その下流領域で梗塞が生じるため，しばしば脾臓喪失を伴う。患者は，劇症型細菌感染に対し通常よりも影響を受けやすくなる。

組織学的比較

	リンパ節	胸腺	脾臓
実質部の構成	皮質：皮質浅層にリンパ小節。髄質：髄索と髄洞が存在	皮質：細胞が高密度に分布するが，リンパ小節は認められない。髄質：ハッサル小体が存在。髄索，髄洞は認められない	白脾髄：中心動脈の走行するリンパ濾胞が存在。赤脾髄：脾索と脾洞が存在
赤血球	わずか	わずか	大量に存在
器官特異的な特徴	皮質が機能的に浅層と深層の2層に区別される	髄質にハッサル小体が存在	皮質や髄質が認められない。中心動脈の走行するリンパ濾胞が存在

外皮系―皮膚とその付属器 8

はじめに

外皮系(integumentary system)は，表皮と真皮からなる皮膚(skin)によって構成される。皮膚には，汗腺，感覚器，毛，爪など多数の付属器が存在する。真皮の深層には脂肪組織が主体の皮下組織が認められる。皮下組織は皮膚の構成要素ではないが，皮膚の感覚器や付属器が含まれる場合もある(訳注：皮下組織を皮膚の構成要素とする考え方もある)。皮膚は厚い皮膚と薄い皮膚に分類される。

外皮系

厚い皮膚(thick skin)

構造	機能	存在部
表皮(epidermis)		
角質産生細胞(keratinocyte)が主体の角化重層扁平上皮からなり，5層の細胞層で構成される	摩擦や乾燥から保護する	手掌(palm)と足底(sole)
1. 角質層(stratum corneum)：角化(keratinization)した無核細胞	1. 外力からの保護と防水	表層 ↓ 深層
2. 透明層(淡明層)(stratum lucidum)：新生された角化無核細胞	2. 外力からの保護と防水	
3. 顆粒層(stratum granulosum)：ケラトヒアリン顆粒(keratohyalin granule)を含む扁平細胞	3. ケラチン線維(keratin fiber)の組織化。角化の開始	

(続く)

厚い皮膚

構造		機能	存在部
表皮			
4. 有棘層(stratum spinosum)：成熟した角質産生細胞 5. 基底層(stratum basale)：立方状の角質産生細胞とメラニン細胞(melanocyte)からなる1層の細胞層	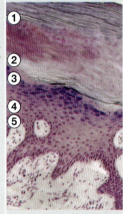	4. 角質産生細胞の成熟 5. 皮膚(角質産生細胞)の幹細胞(stem cell)とメラニン細胞が存在	
真皮(dermis)			
結合組織からなり、2層が区別される 1. 乳頭層(papillary dermis)：比較的疎な結合組織 2. 網状層(reticular dermis)：交識線維性結合組織	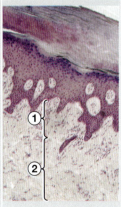	表皮を支持し皮下組織とつながる 1. 表皮を栄養する血管や神経が存在 2. 構造的支持を行う。強さと弾力性を持つ	表皮の深層部 1. 真皮の表層側20%の部位 2. 真皮の下部側80%の部位

補足事項

- **真皮乳頭**(dermal papillae):指状の真皮乳頭は,表皮との接触面積を増大させる。機械的ストレスに曝される部位では,乳頭はより長く密に分布する。
- **皮膚小稜**(dermal ridge):真皮乳頭が表皮側に突出することによって,各個人によって異なる独特な文様を表皮表面に形成し,指紋を生じる。

記憶術

Come, Let's Get Sun-Burned!

このフレーズは,厚い皮膚の表皮における細胞層の配列(表層から深層)に対応している。層の並びは順に,

- stratum **C**orneum(角質層)。
- stratum **L**ucidum(淡明層)。
- stratum **G**ranulosum(顆粒層)。
- stratum **S**pinosum(有棘層)。
- stratum **B**asale(基底層)。

薄い皮膚(thin skin)			
構造		機能	存在部位
表皮			
角質産生細胞が主体の角化重層扁平上皮からなり,4層の細胞層で構成される(淡明層が存在しない)		摩擦や乾燥からの保護	手掌と足底を除く全身の皮膚
1. 角質層:角化した無核細胞	① ② ③ ④	1. 外力からの保護と防水	表層
2. 顆粒層:ケラトヒアリン顆粒を含む扁平細胞		2. ケラチン線維の組織化。角化の開始	
3. 有棘層:成熟した角質産生細胞		3. 角質産生細胞の成熟	
4. 基底層:立方状の角質産生細胞とメラニン細胞からなる1層の細胞層		4. 皮膚(角質産生細胞)の幹細胞とメラニン細胞が存在	↓ 深層

(続く)

薄い皮膚		
構造	機能	存在部位
真皮		
結合組織からなり、2層が区別される 1. 乳頭層：比較的疎な結合組織 2. 網状層：交織線維性結合組織	表皮を支持し皮下組織とつながる 1. 表皮を栄養する血管や神経が存在 2. 構造的支持を行う。強さと弾力性を持つ	表皮深層 1. 真皮の表層側20%の部位 2. 真皮の下部側80%の部位

補足事項
組織学的比較

	厚い皮膚	薄い皮膚
表皮	5層	4層（淡明層が存在しない）
付属器	毛がない。エクリン汗腺	毛が存在。皮膚に付属する腺

表皮メラニン単位（epidermal-melanin unit）

1個のメラニン細胞からメラニン顆粒（melanosome）の供給を受ける角質産生細胞の集団。単位の大きさは身体の部位によって異なる。

臨床との関連事項

表皮から生じる皮膚がんの3型。

- **基底細胞がん**（basal cell carcinoma）：発生頻度は最も高いが、3型のなかで生命の危険が最も少ない。基底層から生じる。
- **扁平上皮がん**（有棘細胞がん）（squamous cell carcinoma）：発生頻度が2番目に高く、基底細胞がんよりも命の危険性が高い。

- **メラノーマ**(悪性黒色腫)(melanoma):基底層のメラニン細胞から発生し,最も悪性度が高い。

皮膚の感覚器と付属器

感覚器(sensory structure)

構造		機能	存在部位
メルケル細胞(Merkel cell)			
表皮の基底層に存在する樹状細胞。求心性神経線維と連絡		触覚や振動を感覚する機械受容器	基底層に存在。鋭い感覚認知を行う指先,口唇(lip),陰核(clitoris),亀頭(penis)などで豊富に認められる
パチニ小体(Pacinian corpuscle)			
大型の球形構造体:無髄線維の神経終末をシュワン細胞と同心円状の層板被膜が取り囲む	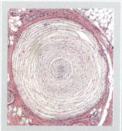	深部圧覚と振動を感覚する受容器	全身の真皮網状層と皮下組織
マイスネル小体(Meissner corpuscle)			
小型の楕円構造体:無髄線維の神経終末をシュワン細胞がらせん状に取り囲む	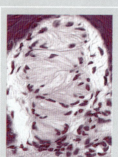	低周波刺激を感覚する受容器	口唇,手掌,足底など,毛のない皮膚の真皮乳頭

(続く)

感覚器

構造	機能	存在部位
ルフィニ小体（Ruffini's corpuscle）		
紡錘状の構造体。薄い被膜が無髄線維の神経終末を包む	伸展とねじり力を感覚する受容器	全身の真皮網状層

皮膚の付属器（accessory structure of skin）

構造	機能	存在部位
毛（hair）		
毛幹（hair shaft）：角質産生細胞が特殊に分化し，4. 毛小皮（hair cuticle），5. 毛皮質（hair cortex），6. 毛髄質（hair medulla）を形成	皮膚の保護，温度調節を行う。感覚器として機能する	手掌，足底，陰核，亀頭を除くほぼ全身の皮膚
毛根（hair root）：毛包に包まれる部位		
毛包（hair follicle）		
毛包：表皮に由来する上皮性毛包と真皮に由来する結合組織性毛包が存在	毛をつくり成長させる	真皮網状層または皮下組織
1. 硝子膜（vitreous membrane）	1. 毛包と真皮を境界する	
2. 外根鞘（outer root sheath）	2. 表皮の基底層，有棘層に相当	
3. 内根鞘（inner root sheath）	3. 表皮の顆粒層，淡明層に相当	
4. 毛小皮（キューティクル）	4. 毛の最外層	
5. 毛皮質	5. 毛の主要部を形成	
6. 毛髄質	6. 毛の中軸部	毛髄質は太い毛のみに存在

（続く）

皮膚の付属器

構造		機能	存在部位
立毛筋（arrector pili muscle）			
毛包につながる細長い平滑筋束	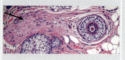	寒さや交感神経刺激に反応し，平滑筋を収縮させ毛を立たせる	真皮乳頭層と毛包の間に配列
爪（nail）			
1. 爪体（nail plate）：特殊化した表皮角質層 2. 爪根（nail root）：爪体のうち皮膚に隠れている根部 3. 爪母基（nail matrix）：爪の形成を行う特殊化した表皮基底層と有棘層 4. 爪床（nail bed）：特殊化した表皮有棘層 5. 爪上皮（eponychium）：爪根近くの皮膚角質層 6. 爪下皮（hyponychium）：爪床から離れて突き出た爪体の下部に存在する皮膚角質層	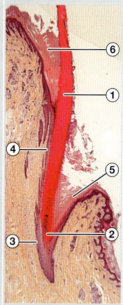	1. 皮膚の保護，支持を行う 2. 新生された爪の基質が爪体に付加される 3. 爪と爪床の形成 4. 上部にのる爪体の保護と支持を行う 5. 防水。皮膚と爪の結合部 6. 防水障壁の形成	1. 指先 2. 皮膚の下部 3. 爪根の下部 4. 爪体の下部 5. 爪床起始部と皮膚の間 6. 爪先端の自由端と皮膚の間

（続く）

皮膚の付属器

構造		機能	存在部位
脂腺（sebaceous gland）			
全分泌を行う多角体形の海綿状細胞からなる単分枝胞状腺	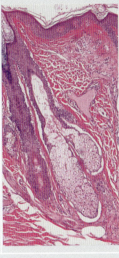	防水や抗菌作用を持つ脂性あるいは蝋性の物質（皮脂〈sebum〉）を分泌し，皮膚や毛の表面を覆う	多くが毛包に付随する。眼瞼には特殊化した脂腺であるマイボーム腺（Meibomian gland）が存在
エクリン汗腺（eccrine sweat gland）			
コイル状の単管状腺で，以下の構造からなる 1. 分泌部（secretory portion）：明調細胞と暗調細胞からなる単層立方上皮。分泌細胞の周囲に筋上皮細胞が存在 2. 導管部（ductal portion）：小型の酸好性細胞からなる重層立方上皮	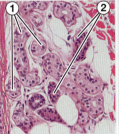	1. 電解質を含む水分の多い汗を産生。水分の蒸発により体温を下げる 2. 分泌された汗を皮膚表面に運ぶ	1. 口唇，亀頭，包皮（prepuce），陰核，小陰唇（labia minora）を除く全身の皮膚 2. 手掌や足底に集中

（続く）

皮膚の付属器

構造		機能	存在部位
アポクリン汗腺（apocrine sweat gland）			
コイル状の単管状腺で，以下の構造からなる 1. 分泌部：大型の内腔を囲む酸好性細胞からなる単層立方上皮。分泌細胞の周囲に筋上皮細胞が存在 2. 導管部：小型の暗調な酸好性細胞からなる重層立方上皮。毛包につながる		1. 有機物を含む粘性のある汗を産生 2. 分泌物を毛包に運ぶ	腋窩（axilla），性器（genitalia），肛門（anus），乳頭（nipple）の真皮と皮下組織

補足事項
組織学的比較

	エクリン汗腺	アポクリン汗腺
形態	・小さな内腔 ・明調な分泌細胞 ・多数のコイル状導管が分泌部と混在する ・導管は直接皮膚表面に開口	・分泌物を含む大型の内腔 ・酸好性の分泌細胞 ・一般に導管は分泌部と混在しない ・導管はしばしば毛包につながる
存在部位	口唇や性器の一部を除くすべての皮膚	腋窩，性器，肛門，乳頭周囲（乳輪）など特定の部位

汗腺の神経支配

エクリン汗腺とアポクリン汗腺は，ともに自律神経の支配を受ける。

- **エクリン汗腺**は暑さやストレスに反応して分泌を行い，コリン作動性神経（cholinergic neuron）の支配を受ける。
- **アポクリン汗腺**は感情や感覚的な刺激に反応して分泌を行い，アドレナリン作動性神経（adrenergic neuron）の支配を受ける。

臨床との関連事項

- **座瘡**(ニキビ)(acne)：思春期の皮脂分泌の増加に伴う脂腺の導管の詰まりによって，炎症，細菌感染が生じ，痤瘡病変を引き起こした状態。
- **体臭**(body odor)：アポクリン汗腺の分泌物自体は無臭だが，皮膚表面に存在する細菌が分泌物に含まれる有機物を代謝することによって，においが発生する。
- エクリン汗腺から分泌される**汗**は病気の徴候を示す場合がある。
  - **囊胞性線維症**(cystic fibrosis)：高濃度の塩化ナトリウムを含むため，高張の汗になることが多い。
  - **尿毒症**(uremia)：進行性の腎不全では，過剰の尿素が汗中に出る。

消化器系 | 9

はじめに

消化器系(digestive system)は，口腔から摂取した物質を肛門外口まで運ぶ，複雑な走行を示す非常に長い管状器官である消化管と，物質の移動を滑らかにする粘液，消化酵素，その他の消化処理を行うために必要な物質を分泌する付属消化腺で構成される。消化管は，食物の適切な保存，病原体の処理，栄養素の最大限の吸収を行うために，構造的・機能的に区分され特殊化している。

消化器系

口腔(oral cavity)

構造	機能	存在部位
内腔表層を覆う構造		
1. 口腔粘膜：非角化重層扁平上皮	1. 強い摩擦力を受けない口腔粘膜部の保護	1. 頬粘膜(buccal membrane)，軟口蓋(soft palate)，口蓋垂(uvula)，舌下部，口唇内面
2. 咀嚼粘膜(masticatory mucosa)：わずかに角化した重層扁平上皮	2. 反復した摩擦力や外力を受ける口腔粘膜部の保護	2. 硬口蓋(hard palate)，歯肉(gingiva)

(続く)

9章 消化器系　121

口腔		
構造	機能	存在部位

内腔表層を覆う構造

構造	機能	存在部位
3. 特殊な粘膜(舌)：非角化または角化した粘膜の突出部	3. 摩擦力によって食べ物を動かす。味覚の受容を行う	3. 舌背部(dorsum of tongue)
a. 糸状乳頭(filiform papillae)：多数存在する小型の角化した粘膜突起	a. 摩擦力を生じる。摩耗からの保護	a. 舌背部全体
b. 茸状乳頭(fungiform papillae)：茸状の非角化粘膜突起	b. 上面に味蕾を持つ	b. 舌背部全体に存在するが、特に舌尖部に多い
c. 葉状乳頭(foliate papillae)：ヒダ状の非角化粘膜突起	c. 側面に味蕾を持つ	c. 舌の側面後方
d. 有郭乳頭(circumvallate papillae)：乳頭溝(circumferential groove)に囲まれた大型の丸い非角化粘膜突起	d. 側面に味蕾を持つ	d. 舌の分界溝(sulcus terminalis)後方に一列に並ぶ
e. 味蕾(taste bud)：明調な卵円形の特殊感覚受容器	e. 特殊感覚刺激(味覚)を中枢神経系(CNS)に伝達	e. 茸状乳頭、葉状乳頭、有郭乳頭

(続く)

口腔

構造	機能	存在部位
内腔表層を覆う構造		
f. 漿液腺(エブネル腺〈Von Ebner gland〉):大型の房状腺	f. 水分に富んだ(漿液性)分泌を行い,舌の乳頭溝に入り込んだ味物質を洗い流す	f. 葉状乳頭や有郭乳頭深層の結合組織
歯(tooth)		
1. エナメル質(enamel):無細胞性の高度に石灰化した人体で最もかたい基質	1. 咀嚼中に歯へ加わる外力や食べ物をかみ砕く際の反復した摩擦力に耐える	1. 歯冠(dental crown)部の最外層部
2. 象牙質(dentin):酸好性の石灰化層	2. 歯の大部分を占め,歯の形を形成する。咀嚼中の歯に加わる外力に耐える	2. 歯冠部および歯根部(dental root)の中間層
a. 象牙細管(dentinal tubule):象牙質の幅全体にわたって存在する狭い細管	a. 象牙芽細胞突起が存在	a. 象牙質全体

(続く)

口腔

構造	機能	存在部位
歯		
b. 象牙芽細胞突起（odontoblastic process）（トムス線維〈Tomes' fiber〉）：象牙芽細胞の細胞質突起	b. 象牙質の維持。歯に加わる外力の分散と歯の知覚に関与	b. 象牙細管内部
c. 象牙前質（predentin）：石灰化の非常に弱い明調な領域	c. 新生された象牙基質	c. 歯髄腔の象牙芽細胞が並ぶ層に近接して存在
3. セメント質（cementum）：酸好性を示す骨に類似する石灰化した薄層	3. 歯根部外側を覆い，歯根膜を介して歯槽とつながる	3. 歯根部の最外層部
4. 歯髄腔（pulp cavity）：大量の血管や神経を含む疎性結合組織	4. 歯への血管神経分布を行う	4. 歯冠部および歯根部の中核部
d. 象牙芽細胞（odontoblast）：塩基好性を示す円柱状細胞	d. 象牙質の維持と象牙芽細胞突起の伸長を行う	d. 象牙質内側部

（続く）

口腔

構造		機能	存在部位
歯の支持組織			
5. 歯根膜(periodontal ligament)：大量のⅠ型コラーゲンからなる密性結合組織 6. 歯槽突起(alveolar process)：上顎骨(mandible)および下顎骨(maxilla)から口腔側へ突出する骨組織	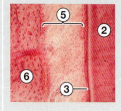	5. 歯と歯槽を連結し，歯への外力を骨に伝達 6. 歯槽を形成し，歯を格納・固定	5. 歯槽骨(alveolar bone)とセメント質の間 6. 上顎骨および下顎骨。各歯根周辺部

唾液腺(salivary gland)

構造		機能	存在部位
耳下腺(parotid gland)			
複合胞状腺 1. 被膜と結合組織性中隔(小葉間結合組織)：交織線維性結合組織 2. 腺房(secretory acini)：球形の分泌部で，漿液を分泌する錐体状から立方状の細胞で構成される 3. 介在導管(導管介在部)(intercalated duct)：単層立方上皮	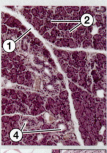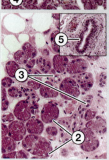	水分に富んだ(漿液性)唾液の産生，分泌 1. 唾液腺を包み保護する。実質部を小葉に分ける 2. アミラーゼを含む水分に富んだ(漿液性)液体の産生，分泌 3. 各腺房からの分泌液を線条導管へ運ぶ	下顎枝(ramus of mandible)と側頭骨茎状突起(styloid process of temporal bone)の間 1. 外層の被膜と実質内部へ入り込む中隔部 2. 腺全体 3. 小葉内

(続く)

唾液腺		
構造	機能	存在部位

耳下腺

4. 線条導管(導管線条部)(striated duct)：単層円柱上皮。核の基底側に基底線条が存在	4. 介在導管からの分泌液を小葉間導管へ運ぶ	4. 小葉内
5. 小葉間導管(interlobular duct)：単層から重層の円柱上皮	5. 各小葉からの分泌液を集め，唾液として口腔へ運ぶ	5. 小葉間結合組織

顎下腺(submandibular gland)

複合胞状腺。粘液腺よりも漿液腺の割合が高い混合腺	粘液と漿液の混合した唾液の産生，分泌	頚部の顎下三角(triangle of neck)
1. 被膜と結合組織性中隔(小葉間結合組織)：交織線維性結合組織	1. 唾液腺を取り囲み保護する。実質部を小葉に分ける	1. 外層の被膜と実質内部へ入り込む中隔部
2. 終末部(分泌部)	2. 唾液の産生	2. 腺全体
a. 漿液腺(serous gland)：暗調の錐体状から立方状の細胞で構成される	a. アミラーゼ(amylase)を含む水分に富んだ(漿液性)液体の産生，分泌	
b. 粘液腺(mucous gland)：明調な円柱細胞で構成される	b. 粘液の分泌	
c. 漿液半月(serous demilune)：半月状の漿液細胞集団が，粘液腺を覆うように配列した構造	c. 漿液の分泌	

(続く)

唾液腺		
構造	機能	存在部位
顎下腺		
3. 介在導管：単層立方上皮	3. 各終末部からの分泌液を線条導管へ運ぶ	3. 小葉内
4. 線条導管：単層円柱上皮。核の基底側に基底線条が存在	4. 介在導管からの分泌液を小葉間導管へ運ぶ	4. 小葉内
5. 小葉間導管：単層から重層の円柱上皮	5. 各小葉からの分泌液が集まり，唾液として口腔へ運ぶ	5. 小葉間結合組織
舌下腺（sublingual gland）		
複合胞状腺。漿液腺よりも粘液腺の割合が高い混合腺 1. 被膜と結合組織性中隔（小葉間結合組織）：交織線維性結合組織	ほぼ粘液性の唾液を産生，分泌 1. 唾液腺を取り囲み保護する。実質部を小葉に分ける	口腔底 1. 外層の被膜と実質内部へ入り込む中隔部

（続く）

唾液腺

構造		機能	存在部位
舌下腺			
2. ほとんどが粘液腺で，漿液半月が少量存在	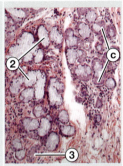	2. ごく少量の漿液性物質を含む，ほぼ粘液からなる唾液を産生	2. 腺全体
3. 介在導管：単層立方上皮		3. 終末部からの分泌液を線条導管へ運ぶ	3. 小葉内
4. 線条導管：単層円柱上皮。核の基底側に基底線条が存在		4. 介在導管からの分泌液を小葉間導管へ運ぶ	4. 小葉内
5. 小葉間導管：単層から重層の円柱上皮		5. 各小葉からの分泌液が集まり，唾液として口腔へ運ぶ	5. 小葉間結合組織

消化管の一般的な組織構造

構造		機能	存在部位
各層の構成			
1. 粘膜（mucosa）：3層からなる	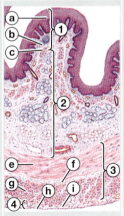	1. 消化管の内腔面を覆い保護する，分泌と吸収を行う	1. 消化管壁最内層部

（続く）

消化管の一般的な組織構造

構造		機能	存在部位
各層の構成			
a. 粘膜上皮（mucosal epithelium）：非角化重層扁平上皮から単層円柱上皮まで，部位により様々である	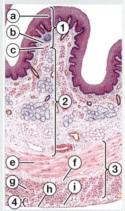	a. 粘膜を覆い保護する。分泌と吸収を行う	a. 消化管内腔と接する部位
b. 粘膜固有層（lamina propria）：リンパ組織の散在する疎性結合組織		b. 粘膜上皮の支持と免疫応答を行う	b. 粘膜上皮の深層部
c. 粘膜筋板（muscularis mucosa）：平滑筋からなる薄層		c. 粘膜の外層（筋層）とは独立した運動を行い，腺の分泌を補助する	c. 粘膜最外層部
2. 粘膜下組織（submucosa）：多くの場合，疎性結合組織	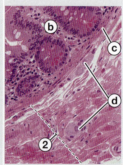	2. 消化管壁の構造的支持	2. 粘膜と筋層の間
d. マイスネルの粘膜下神経叢（Meissner's plexus）：明調で卵円形の神経節		d. 主に副交感神経支配を行う	d. 粘膜下組織に散在

（続く）

消化管の一般的な組織構造

構造	機能	存在部位
各層の構成		
3. 筋層(muscularis externa)：厚い平滑筋層	3. 消化管で粥状の食塊を移動させるために蠕動運動(peristaltic movement)を行う	3. 粘膜下組織と漿膜の間
e. 内輪筋層(inner circular muscle layer)：平滑筋が輪状方向に配列	e. 消化管の連続的な収縮を行う	e. 筋層の内層部
f. アウエルバッハ筋層間神経叢(Auerbach's myenteric plexus)：明調で卵円形の神経節	f. 交感神経，副交感神経支配を行う	f. 内輪筋層と外縦筋層の間
g. 外縦筋層(outer longitudinal muscle layer)：平滑筋が消化管の長軸方向と平行に配列	g. 消化管に沿った波状の筋収縮を行う	g. 筋層の外層部
・胃には，最内層に平滑筋が斜めに走行する斜走筋(oblique muscle layer)が存在	・食塊の撹拌	
4. 漿膜(serosa)：上皮と結合組織からなる	4. 消化管外側を保護する。消化管に分布する血管神経が走行	4. 腹膜腔内に露出した消化管で筋層の外側部

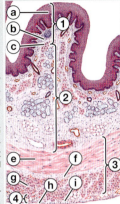
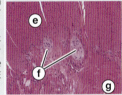

(続く)

消化管の一般的な組織構造

構造	機能	存在部位
各層の構成		
h. 中皮（mesothelium）：単層扁平上皮。腹膜の臓側板に相当	h. 漿液の産生	h. 消化管壁最外層部
i. 漿膜下組織（subserosa）：脂肪を大量に含む疎性結合組織	i. 消化管の保護と支持	i. 中皮と筋層の間
・外膜（adventitia）：中皮を持たない結合組織		・縦隔内の食道，十二指腸，上行結腸，下行結腸および肛門の一部（訳注：上行結腸，下行結腸は，一部に漿膜を持つ半腹膜器官である）

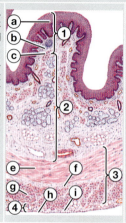

補足事項

- 粘膜：体内における皮膚と同様の構造と考えることができる。外部環境因子や非自己分子と接するすべての体内部位を粘膜が覆っている。粘膜と皮膚はよく似た構造を持ち，皮膚は上皮（表皮），結合組織（真皮），付属腺や付属器（汗腺や毛）からなり，粘膜も同様の層構造（粘膜上皮，粘膜固有層，筋層）と関連した腺を持つ。また皮膚と同様の機能として，病原体が体内に侵入するのを物理的に阻止し，抗原に対し免疫応答を行うなど，生体防御において重要な役割を果たす。消化管の上皮は，最初と最後だけ消化管壁保護のために非角化重層扁平上皮となっているが，それ以外の部分は分泌と吸収に適した単層円柱上皮で構成される。

食道 (esophagus)

構造	機能	存在部位
各層の構成		
長く弾力性のある筋性の管。食塊が通過しないとき，内腔はつぶれている	口腔から取り入れた食塊を胃へ運ぶ。胃からの逆流を防ぐ	咽頭から胃につながる。大部分は縦隔 (mediastinum) 内で気管後方を走行。短い終端部は腹腔内に存在
1. 粘膜：つぶれた内腔に突出した縦ヒダが存在	1. 内腔面を保護し，食塊の通過に伴い，内腔を閉じたり開いたりする	1. 内腔に接する層
a. 粘膜上皮：非角化重層扁平上皮	a. 粘膜を保護し，嚥下中の食塊との摩擦に耐える	a. 内腔に接する部位
b. 粘膜固有層：疎性結合組織	b. 粘膜上皮の栄養と免疫応答を行う	b. 粘膜上皮の深層部
c. 粘膜筋板：平滑筋	c. 粘膜ヒダの形成に関与	c. 粘膜最外層部
2. 粘膜下組織：疎性結合組織	2. 構造的な支持。食道壁に分布する血管・神経が走行	2. 粘膜筋板と筋層の間

(続く)

食道		
構造	機能	存在部位

各層の構成

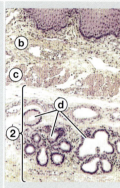

d. 食道腺 (esophageal gland): 複合管状胞状腺	d. 内腔面を滑らかにするための粘液を分泌	d. 粘膜下組織に散在。胃に近づくにつれ，その数は増加
3. 筋層: 厚い平滑筋層 (一部，骨格筋あり)	3. 嚥下中の蠕動運動を行う	3. 粘膜下組織と外膜の間
e. 骨格筋		e. 食道上部 1/3
f. 骨格筋と平滑筋が混在		f. 食道中間部 1/3
g. 平滑筋		g. 食道下部 1/3
4. 外膜: 結合組織	4. 食道を支持し，周囲組織に固定し安定させる	4. 食道最外層部

胃食道接合部 (gastroesophageal junction)

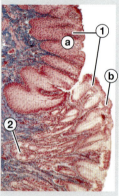

1. 粘膜上皮: 食道の上皮から胃の上皮へ突然移行する	1. 粘膜表面を覆い保護する	1. 胃食道接合部の粘膜最内層部
a. 非角化重層扁平上皮	a. 摩擦力の減少	a. 食道
b. 単層円柱上皮	b. 胃酸からの保護	b. 胃噴門部
2. 粘膜固有層: 胃側に大量の粘液腺が存在	2. 上皮表層を粘液で覆うことによって，胃酸から保護する	2. 胃の粘膜固有層
3. 粘膜筋板が厚い	3. 限定的な括約筋様の機能を持ち，食塊の逆流を阻止	3. 胃食道接合部

臨床との関連事項

- **胃食道逆流症**（gastroesophageal reflux disease：GERD）：食道粘膜が，逆流した胃酸に繰り返し曝されることで生じる食道粘膜の炎症。胸やけ，嘔吐，嚥下障害などの症状を示す。GERD 患者の一部では，食道下部で粘膜のびらん化と単層円柱上皮化生を特徴とするバレット食道（Barrett's esophagus）に進行する場合がある。

胃（stomach）		
構造	機能	存在部位
肉眼解剖学的特徴		
拡張した消化管	摂取した食塊を一時的に貯蔵し，胃液と混和，殺菌し，消化を開始する	腹膜腔の左上部
1. 噴門（gastric cardia）：胃食道接合部を環状に囲む	1. 食道から食塊を受け入れる。限定的な逆流防止	1. 食道開口部の周囲領域
2. 胃底部（fundus）：上方（頭側）へドーム状に突出した部位	2. 大量の食塊を受け入れる	2. 胃の左上部で横隔膜に接する部位
3. 胃体部（gastric body）：胃の主要部位	3. 一時的な食塊の貯蔵，胃分泌液と食物を混和，撹拌	3. 胃中央の大部分
4. 幽門（pylorus）：胃遠位端の漏斗状部分	4. 粥状の食塊を十二指腸に送るタイミングを調節。十二指腸からの逆流を防止	4. 胃の遠位端部

（続く）

胃		
構造	機能	存在部位

肉眼解剖学的特徴

5. 胃の粘膜ヒダ：縦走する粘膜ヒダ 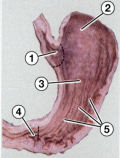	5. 胃を拡張させる	5. 胃体部の大部分
6. 内腔に飛び出す多数の粘膜突起 7. 胃小窩（gastric pit）：胃腺が開口する微小な凹み 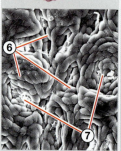	6. 胃粘膜表面積の拡大 7. 胃腺からの分泌物を胃内腔に放出	6. 胃粘膜全体 7. 胃粘膜全体

噴門と幽門の組織学

1. 短い粘膜突起 　a. 上皮：ほぼ杯細胞（goblet cell）からなる単層円柱上皮 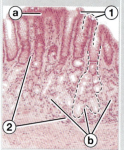	1. 表面積の拡大 　a. 粘膜表面に粘液の保護層を形成	1. 粘膜全体 　a. 粘膜最内層部

（続く）

胃

構造		機能	存在部位

噴門と幽門の組織学

構造		機能	存在部位
2. 粘膜固有層：リンパ小節を含むびまん性リンパ組織の存在する場合がある b. 腺：粘液を分泌する分枝管状腺	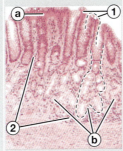	2. 病原体に対し免疫応答を行う b. 粘液を分泌し，粘膜上皮を保護する。胃液の分泌に関与	2. 粘膜上皮の深層部 b. 粘膜固有層

胃底部と胃体部の組織学

構造		機能	存在部位
1. かなり長い指状の粘膜突起。表層に単層円柱状の杯細胞が並ぶ 2. 胃腺（gastric gland）：分枝管状腺 　a. 壁細胞（parietal cell）：細胞中央に球形核を持つ酸好性の多角体形細胞 　b. 主細胞（chief cell）：異染色性の小型核を持つ塩基好性の小型細胞	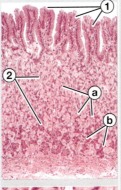 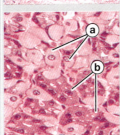	1. 表面積の拡大 2. 胃液の大部分を産生 　a. 塩酸（HCl）の産生。内因子（intrinsic factor）の分泌 　b. ペプシノーゲン（pepsinogen）の産生	1. 粘膜全体に存在 2. 粘膜固有層 　a. 腺の内腔近く（腺頸部）から中間部（腺体部）の領域 　b. 腺の深層領域（腺底部）

臨床との関連事項

- **胃潰瘍**(gastric ulcer)：ヘリコバクター・ピロリ菌による感染，アルコール，胆汁塩や胆汁酸などによって粘液のバリアー機構が傷害され，粘膜筋板にまで達する胃粘膜の欠損を生じる。
- **内因子**：小腸におけるビタミン B_{12} の吸収に必須である。ビタミン B_{12} は，赤血球造血に重要な役割を持つため，その減少や不足は悪性貧血を発症することがある。

小腸(small intestine)		
構造	機能	存在部位
肉眼解剖学的特徴		
長く迂曲する均一な直径を持つ管状器官で，形態学的な境界は不明瞭だが，組織学的に明確な違いを持つ3つの部位に区別される 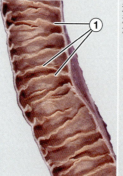	消化吸収および分泌が行われる主要な部位	腹膜腔の大部分を占める
1. 輪状ヒダ(plicae circulares)：内腔横断方向に飛び出す大型の粘膜突起 　a. 粘膜下組織が輪状ヒダの中軸構造を形成	1. 小腸内腔をおおまかに区分する。表面積の拡大	1. 小腸全体に存在。最も発達するのは空腸
2. 腸絨毛(intestinal villi)：内腔に飛び出す多数の長い指状の粘膜突起。ビロード状を呈する 　b. 粘膜固有層が腸絨毛の中軸構造を形成 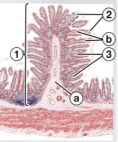	2. 吸収と分泌を効率よく行うために内腔と接する部位の表面積を拡大させる	2. 小腸粘膜全体

(続く)

小腸

構造	機能	存在部位
肉眼解剖学的特徴		
3. リーベルキューン陰窩(crypt of Lieberkühn)：腸絨毛間基部に開口する上皮の深い陥入。腸腺を形成	3. 腸液の分泌	3. 小腸粘膜全体
小腸の上皮や腸腺を構成する細胞		
1. 吸収細胞：円柱細胞 　a. 酸好性の細胞質 　b. 基底側に核が存在 　c. 微絨毛(microvilli)(刷子縁〈brush border〉)	1. 栄養素の吸収	1. 小腸全体に分布。空腸で最も多い
2. 杯細胞：明調な円柱細胞 　d. 頂部側に粘液を含む小胞が存在	2. 粘液の分泌	2. 小腸の遠位側に向かうにつれて増加
3. パネート細胞(Paneth cell)：円柱細胞 　e. 核上部の細胞質に大量の酸好性顆粒を持つ 　f. 基底側に核が存在	3. 抗菌作用を持つ顆粒の分泌，細菌の貪食を行い正常な腸内フローラ(細菌叢)の調節を行う	3. 腸腺の基底部
4. 胃腸内分泌細胞(gastrointestinal endocrine cell)：円柱細胞 　g. 核下部に酸好性顆粒を持つ	4. 消化の調節を行うホルモンの分泌	4. 腸腺の基底部

(続く)

小腸		
構造	機能	存在部位

小腸の上皮や腸腺を構成する細胞

5. M細胞(M cell)：微絨毛を持たない円柱細胞 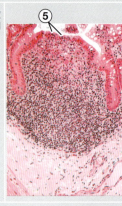	5. 抗原の輸送，微生物の貪食を行い，腸内抗原に対する免疫機能を担う	5. パイエル板(Peyer's patch)を覆う上皮内に配列

十二指腸(duodenum)

小腸の短い起始部	酸性の粥状食塊を中和し，膵液と混和させる	肝臓下部の後腹膜に位置し，遠位側小腸にループしてつながる
1. 輪状ヒダ：中程度の突出を持つ	1. 十二指腸内腔をおおまかに区分	1. 十二指腸全体
2. 腸絨毛：中程度の長さを持つ葉状の粘膜突起	2. 表面積の拡大	2. 十二指腸全体
3. 粘膜上皮：単層円柱上皮	3. 粘膜表面の保護，限定的な吸収	3. 十二指腸内腔に接する粘膜最内層部
4. ブルンネル腺(Brunner gland)：分枝管状胞状腺 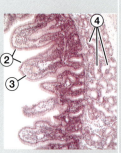	4. アルカリ性の糖タンパク質，重炭酸イオン，粘液および酵素前駆体の分泌	4. 十二指腸の粘膜下組織

(続く)

小腸

構造		機能	存在部位
空腸(jejunum)			
小腸の中間部を占める最も長い部位		吸収の大部分を行う	腹膜腔
1. 輪状ヒダ：よく発達し，多数存在		1. 空腸をおおまかに区分	1. 空腸全体
2. 腸絨毛：長い指状の粘膜突起		2. 表面積の拡大	2. 空腸粘膜全体
3. 粘膜上皮：ほぼ吸収細胞からなる単層円柱上皮		3. 栄養素の吸収	3. 空腸内腔に接する粘膜最内層部
4. 腸腺：単または分枝管状腺．比較的均一な大きさと形を示す		4. 漿粘液性の分泌	4. 粘膜固有層
回腸(ileum)			
小腸の終端部		ビタミン B_{12}，胆汁塩，その他，粥状食塊に残る栄養素の吸収	腹膜腔下部
1. 輪状ヒダ：回腸の遠位側に向かうにつれて，数と高さが減少		1. 回腸内部をおおまかに区分	1. 回腸全体
2. 腸絨毛：長い指状の粘膜突起		2. 表面積の拡大	2. 回腸粘膜全体

(続く)

小腸		
構造	機能	存在部位
回腸		
3. 粘膜上皮：空腸に比べ、杯細胞の割合が高い単層円柱上皮 4. 腸腺：単または分枝管状腺。比較的均一な大きさと形を示す 5. パイエル板(Peyer's patch)：大型のリンパ小節(胚中心を持つものと持たないものが存在) 　a. 濾胞上皮のM細胞	3. 栄養素の吸収、粘液分泌 4. 漿粘液性の分泌を行う 5. 腸内の免疫監視と遭遇した抗原に対する免疫応答 　a. 抗原の輸送、微生物の貪食、腸内抗原に対する免疫機能を担う	3. 回腸内腔に接する粘膜最内層部 4. 粘膜固有層。粘膜下組織にまで広がる場合もある 5. 濾胞上皮(follicular epithelium)が覆う

補足事項

小腸内腔面の表面積を拡大させる構造。

- **輪状ヒダ**：粘膜下組織とその内側の構造が内腔へ突出した肉眼解剖学的な突起である。粘膜下組織が輪状ヒダの中核構造を形成し、それを粘膜が覆う。輪状ヒダには腸絨毛が存在する。
- **腸絨毛**：肉眼または顕微鏡で観察される内腔へ突出する粘膜突起である。粘膜固有層が腸絨毛の中核構造を形成する。
- **微絨毛**：顕微鏡で観察される内腔へ突出する細胞頂部の細胞質突起であり、線条縁(striated border)(刷子縁)を形成する。微絨毛が小腸内腔面の表面積を最も拡大させる構造である。

大腸(large intestine)(結腸〈colon〉)

構造		機能	存在部位
肉眼解剖学的特徴			
様々な大きさの直径を持つ大型の管状器官で、6つの部位(盲腸〈cecum〉、上行結腸〈ascending colon〉、横行結腸〈transverse colon〉、下行結腸〈descending colon〉、S状結腸〈sigmoid colon〉、直腸〈rectum〉)と虫垂(appendix)が区別される。6つの部位の組織構造はほぼ同じである		水分とビタミンの吸収、糞便の形成と貯蔵	腹膜腔内(盲腸、虫垂、横行結腸、S状結腸)と後腹膜内(上行結腸、下行結腸、直腸)の両方に存在(訳注:上行結腸、下行結腸は、一部が腹膜腔に突出した半腹膜器官である)
1. 結腸ヒモ(teniae coli):肥厚した平滑筋(外縦筋層)により形成される結腸外表面にみられる3本の縦走するヒモ状構造	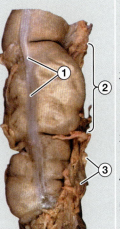	1. 蠕動運動を行い、結腸膨起を形成	1. 虫垂と直腸を除く大腸全体
2. 結腸膨起(colonic haustra):結腸にみられる小嚢		2. 結腸を限定的に区分し、分節運動によって糞便を移動させる	2. 虫垂と直腸を除く大腸全体
3. 腹膜垂(epiploic appendage):結腸外表面につく脂肪の小嚢		3. 明確な機能は不明	3. 結腸外表面
4. 輪状ヒダはみられない		4. 結腸膨起が結腸を区分	
5. 腸絨毛はみられない		5. 糞便との接触面積を減少させる	

(続く)

大腸

構造		機能	存在部位
組織学的特徴			
1. 粘膜：比較的薄い	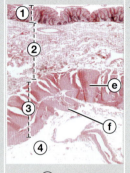	1. 吸収，粘膜の保護と表面の円滑化	1. 結腸壁最内層部
a. 粘膜上皮：単層円柱上皮	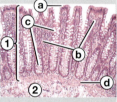	a. 内腔を覆い，水分の吸収を行う	a. 内腔面に接する粘膜最内層部
b. 粘膜固有層：びまん性リンパ組織とリンパ小節が存在		b. 免疫監視と抗原に対する免疫応答	b. 粘膜上皮の深層部
c. 腸腺：単管状腺		c. 粘液の産生	c. 粘膜固有層
d. 粘膜筋板：平滑筋の薄層		d. 筋層とは独立した粘膜の運動を行う	d. 粘膜最外層部
2. 粘膜下組織：疎性結合組織		2. 構造的支持を行う。大腸に分布する血管神経が走行	2. 粘膜筋板と筋層の間
3. 筋層		3. 蠕動運動を行う	3. 粘膜下組織と漿膜の間
e. 内輪筋層：輪走する平滑筋層		e. 管腔の一部を収縮させる	
f. 外縦筋層：縦走する平滑筋層。3 カ所で肥厚し結腸ヒモを形成		f. 長軸方向の収縮を行う。結腸膨起の形成と維持	

(続く)

9章 消化器系 143

大腸		
構造	機能	存在部位
組織学的特徴		
4. 漿膜または外膜：中皮を持つ結合組織層または中皮を持たない結合組織のみの層	4. 大腸を保護し外部組織と隔てる。消化管に分布する血管神経が走行	4. 大腸最外層部
虫垂（appendix）		
他の大腸と同様の組織構造を示すが，以下のような違いが存在する	免疫監視と免疫応答を行う	盲腸下部から突出した構造。腹膜腔内で様々な位置をとる
1. 結腸ヒモはなく，均一な厚みの外縦筋層を持つ	1. 不明	1. 筋層の外層部
2. 多数のリンパ小節（胚中心を持つものと持たないものが存在）	2. 抗原の貪食，抗体産生，リンパ球の増殖と分化が行われる	2. 粘膜固有層と粘膜下組織
肛門直腸移行部（anorectal junction）		
直腸と肛門の粘膜上皮の移行部	移行部において粘膜を覆い保護する	直腸終端部と肛門柱の接合部
1. 単層円柱状の直腸上皮	1. 直腸の内腔面を覆い滑らかにする	
2. 肛門の非角化重層扁平上皮。最終的に皮膚の角化重層扁平上皮に移行	2. 糞便との摩擦や摩耗からの保護	

臨床との関連事項

- **虫垂炎**（appendicitis）：腸結石，リンパ組織過形成，感染などによる内腔閉塞によって，しばしば生じる虫垂の炎症。急性虫垂炎の一般的な症状は，食欲不振，右下腹部の痛み，吐き気，嘔吐などがある。虫垂切除が唯一の根治療法である。
- **憩室炎**（diverticulitis）：憩室や腸壁の小さなヘルニアに生じる炎症。憩室は大腸壁の袋状の突出部で，一般に血管神経の出入部や結腸ヒモの間など，大腸壁の構造的に弱い部位で生じる。憩室の閉塞によって，急性炎症，憩室部細胞のネクローシス，腸管壁の穿孔を生じる場合がある。
- **大腸ポリープ**（colonic polyp）：大腸粘膜にみられる成長の遅い良性腫瘍だが，大きさや数，発生の増大に伴って悪性に変化する場合がある。ポリープのある種の組織学的特徴（絨毛状や分泌形態）は，大腸がんの罹患率や死亡率と高い相関関係があるため，大腸ポリープの有無を調べる定期的な検査は，がんの予防的な医療業務として重要となっている。

組織学的比較

十二指腸	空腸	回腸	結腸
粘膜			
葉状の腸絨毛	多数のよく発達した背の高い輪状ヒダ。長い指状の腸絨毛	空腸よりも短い指状の腸絨毛。絨毛上皮や腺上皮に多数の杯細胞が分布。パイエル板が存在	腸絨毛はほとんどみられない。粘膜上皮や腺上皮に大量の杯細胞が存在。単管状腺。パネート細胞はみられない
粘膜下組織			
ブルンネル腺が存在	腺は存在しない	パイエル板が存在する場合あり。腺は存在しない	腺は存在しない
筋層			
同様な厚さの2層	同様な厚さの2層	同様な厚さの2層	2層の厚さは一部で異なり，外縦筋層の3カ所で肥厚し，結腸ヒモを形成

肝臓(liver)

構造		機能	存在部位
肉眼解剖学的特徴			
4葉からなる大型で赤茶色の器官 1. 右葉(right lobe of liver) 2. 左葉(left lobe of liver) 3. 方形葉(quadrate lobe of liver) 4. 尾状葉(caudate lobe of liver)		200以上の機能を持つ。消化器系に関連する機能として、血液の濾過、解毒、糖新生、胆汁産生などがある	右上腹部の腹膜腔に存在し、上縁は横隔膜に接する
肝小葉(hepatic lobule)			
六角柱状を呈する肝臓の構造単位 1. 中心静脈(central vein):内皮		肝臓を構造的に区分 1. 類洞からの血液が流れ込む	肝臓全体 1. 肝小葉の中央部

(続く)

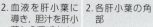

肝臓		
構造	機能	存在部位
肝小葉		
2. 肝三つ組(hepatic portal triad)：肝小葉を囲む小葉間結合組織に存在する3種類の管 a. 小葉間動脈(interlobular artery)(固有肝動脈〈proper hepatic artery〉の枝)：小さな内腔と1〜2層の緻密な平滑筋を持つ b. 小葉間静脈(interlobular vein)(門脈〈portal vein〉の枝)：3種類の管で最も大きな内腔を持ち，散在する1〜2層の平滑筋が存在 c. 小葉間胆管(interlobular bile duct)：単層立方上皮	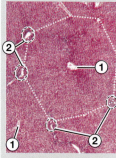 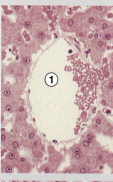 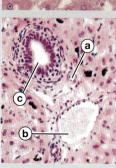	2. 血液を肝小葉に導き，胆汁を肝小葉から運び出す a. 酸素化された動脈血が通る b. 門脈系からの酸素の乏しい血液が通る c. 毛細胆管(bile canaliculus)からの胆汁が通る	2. 各肝小葉の角部

（続く）

肝臓

構造		機能	存在部位
組織学的特徴			
3. 肝細胞(hepatocyte)：大型の多角体形細胞。肝小葉で肝細胞索(hepatic cord)(肝細胞板〈hepatic plate〉)を形成	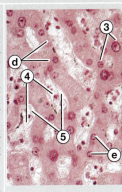	3. 栄養素の修飾や貯蔵，血液の解毒，糖新生，胆汁の産生と分泌	3. 肝臓全体に分布する類洞の間の肝細胞索
d. 細胞質：酸好性を示し，脂肪滴やグリコーゲン顆粒を含む		d. 代謝	d. 肝細胞の主要構成要素
e. 核：正染色性に富む大型球形で明瞭な核小体を持つ		e. 細胞の構造と機能の維持	e. 細胞の中央からわずかに偏位した部位
f. 毛細胆管：隣接する肝細胞間に密着結合によって形成された小さく狭い通路		f. 胆汁を小葉間胆管に運ぶ	f. 隣接する肝細胞の間
4. 類洞(sinusoid)：細胞間に大きな間隙と不完全な基底膜を持つ内皮細胞で構成される	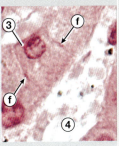	4. 小葉間動脈，小葉間静脈からの血液を受け中心静脈に導く。血液が類洞を通過する過程で，濾過，解毒，大量の栄養素の調節を行う	4. 肝細胞索の間に分布

(続く)

肝臓

構造		機能	存在部位

組織学的特徴

g. クッパー細胞(Kupffer cell)：肝臓常在性のマクロファージ。星形の不規則な形態を示す	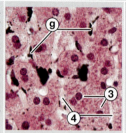	g. 病原体，細胞断片，損傷した赤血球の貪食	g. 類洞腔
5. 類洞周囲腔(perisinusoidal space)〈ディッセ腔〈space of Disse〉〉：類洞内皮細胞と肝細胞の間の狭い空間		5. 肝細胞が様々な処理を行うために，血液やその他物質を滞留させる	5. 肝細胞と類洞内皮の間

補足事項

肝臓を区分する3つの方法(図9-1)

- **肝小葉(hepatic lobule)**：六角柱状の形態学的な区分で，中央に中心静脈，六角形の各角部の結合組織におよそ6組の肝三つ組を持つ。容易に識別できる形態学的な区分で，血液は肝小葉の辺縁部から中心静脈に向かい，胆汁は中心静脈付近から肝小葉辺縁の小葉間胆管に向かって流れる。

- **門脈小葉(portal lobule)**：中央に1つの肝三つ組と各角部に3つの中心静脈が位置する三角形の領域。胆汁の流れる経路を中心とした区分で，胆汁は門脈小葉辺縁の中心静脈付近から門脈小葉中央の肝三つ組に向かって流れる。

- **肝細葉(肝腺房)(hepatic acinus)**：2つの肝小葉にまたがる隣りあう2つの三角形を合わせた菱形の領域。肝細葉は隣接する2つの肝三つ組を結ぶ直線を底辺に，それぞれ両側の肝小葉の中心静脈を頂点に持つ。血液の流れる経路を中心に考えられた区分で，固有肝動脈によって酸素化された栄養素を豊富に含む門脈系の血液は，それぞれ反対方向の中心静脈に向かって流れる。肝細葉の1つの三角形部分は，血流分布に応じて，さらに3帯が区別される。

臨床との関連事項

- **肝硬変(liver cirrhosis)**：C型肝炎ウイルスの感染や発がん性のある化学物質への長期曝露など，多様な要因で肝臓にびまん性の線維化(瘢痕化)が生じ，肝機能が著しく減退した状態。肝臓は体内において重要な多くの役割を担っているため，肝硬変の重症化は，他の疾病への高い罹患率や死亡率と密接に関連する。肝硬変の合併症として，門脈圧亢進，腹水，肝腎症候群，肝性脳

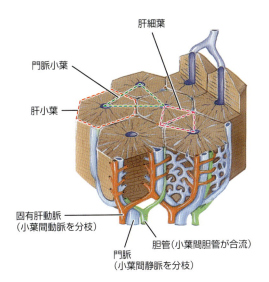

図 9-1：肝臓組織の区分
(From G artner LP, Hiatt JL. *Color Atlas of Histology*. 5th ed. Baltimore：Lippincott Williams & Wilkins, 2009：326.)

症などがみられる。

- **門脈圧亢進（hepatic portal hypertension）による合併症**：肝硬変などによって肝血流が遮断されると，消化管からの静脈血の還流によって門脈圧が上昇し，通常とは異なる経路を通り循環器系（心臓）に戻る。そのため，門脈の3つの主要な吻合路が影響を受け，結果として以下のような症状を示す。

  - **食道静脈瘤（esophageal varix）**：食道壁に生じた静脈瘤。食道の粘膜上皮は非角化重層扁平上皮であり，食塊による反復した摩擦を受けるため，食道静脈瘤は容易に破れ，重篤な上部消化管出血を引き起こす場合がある。
  - **メデューサの頭（caput medusae）**：臍傍静脈に静脈瘤を生じ，臍を中心に放射状のパターンを形成する。
  - **直腸静脈瘤（rectal hemorrhoid）**：肛門直腸移行部付近の直腸粘膜に生じる静脈瘤。

胆嚢(gall bladder)		
構造	機能	存在部位
各層の構成		
楕円形の網嚢	胆汁(bile)の貯蔵, 濃縮, 分泌調節	肝臓下面
1. 粘膜：多重に分岐したヒダ状の突起が内腔に伸びる	1. 内腔面を覆い保護する	1. 胆嚢壁最内層部
a. 粘膜上皮：単層円柱上皮	a. 粘膜表層を覆い, 限定的な吸収を行う	a. 内腔の胆汁と接する粘膜最内層部
b. 粘膜固有層：疎性結合組織。ほとんど腺はみられない	b. 粘膜上皮の支持。血管神経が走行	b. 粘膜上皮の深層部
2. 筋層：平滑筋	2. 胆嚢を収縮させ, 胆汁を十二指腸へ送る	2. 粘膜固有層の深層部
3. 漿膜と外膜：中皮と結合組織(漿膜), 結合組織のみ(外膜)	3. 胆嚢を包み, 外部組織と隔て保護する	3. 胆嚢壁最外層部
・粘膜筋板と粘膜下組織は存在しない		

膵臓(pancreas)

構造	機能	存在部位
肉眼解剖学的特徴		
伸長した実質器官	消化酵素(digestive enzyme)の産生と十二指腸への分泌,ホルモンの分泌	後腹膜で十二指腸小弯内側に存在
1. 膵頭(head of pancreas):膵臓の拡張した右端部	1-3. 消化酵素とホルモンの分泌	1. 十二指腸小弯内側に接する
a. 鈎状突起(uncinate process of pancreas):膵頭下部の膨らんだ領域	a. 膵頭の後下方に突出した部位	
2. 膵体(body of pancreas):膵臓の長い中間部		2. 膵頭から脾臓に伸びる部位
3. 膵尾(tail of pancreas):膵臓の終端部		3. 脾臓と接する膵臓の左遠位端部
4. 主膵管(main pancreatic duct):膵臓全長にわたって走行し,十二指腸内腔につながる	4. 膵臓外分泌部からの分泌液を十二指腸へ運ぶ	4. 膵臓の中央部を走行し,膵頭近くで鋭く下向きに曲がる

(続く)

膵臓

構造	機能	存在部位

肉眼解剖学的特徴

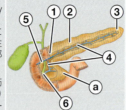

構造	機能	存在部位
5. 副膵管(accessory pancreatic duct)：主膵管から直線状に分岐する短い管。主膵管十二指腸開口部の口側に開口	5. 個人によって存在する場合としない場合がある。膵臓外分泌部からの分泌液を十二指腸へ運ぶ	5. 膵頭で主膵管から直線状に分岐
6. オッディの括約筋(sphincter of Oddi)（肝膵管括約筋〈hepatopancreatic sphincter〉）	6. 十二指腸へ分泌される胆汁と膵液の流量調節，逆流防止	6. 十二指腸壁

組織学的特徴

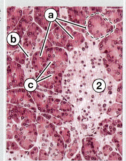

構造	機能	存在部位
1. 外分泌部(exocrine glandular unit of pancreas)	1. 消化酵素前駆体の分泌	1. 膵臓全体に存在
a. 腺房(secretory acini)：球形核と豊富な顆粒を持つ立方から錐体状の分泌細胞が配列	a. ペプチダーゼ(peptidase)，アミラーゼ(amylase)，リパーゼ(lipase)および核酸分解酵素(nucleolytic enzyme)の分泌	a. 膵臓全体で小葉間導管の遠位部に存在
b. 小葉間導管(interlobular duct)：明調な単層立方上皮	b. 腺房からの分泌液を運ぶ	b. 腺房に直接つながる

（続く）

膵臓

構造	機能	存在部位
組織学的特徴		
c. 腺房中心細胞(centroacinar cell)：腺房内に存在する小葉内導管 ・介在導管は存在しない	c. 腺房内に突出し、腺房からの分泌物を運ぶ。重炭酸イオンの分泌を行う	c. 腺房内
2. 膵島(pancreatic islet)(ランゲルハンス島〈islet of Langerhans〉)：明調な内分泌部	2. ホルモンの産生と分泌を行う	2. 膵臓全体
d. α細胞：明調細胞	d. グルカゴン(glucagon)分泌	d. 膵島辺縁部
e. β細胞：酸好性細胞	e. インスリン(insulin)分泌	e. 膵島中央部
f. δ細胞の形態的特徴は不明瞭	f. ソマトスタチン(somatostatin)分泌	f. 膵島辺縁領域

臨床との関連事項

- 糖尿病(diabetes mellitus)：多様な要因によって生じる糖代謝疾患。
  - 1型：自己免疫疾患による膵島β細胞の破壊によって、インスリン産生不足が生じ発症する。1型糖尿病はどの年齢でも発症する可能性があるが、年少者で診断されることが最も多い。1型糖尿病は肥満との関連性はない。患者は外部からのインスリン投与に依存しなければならず、インスリン治療なしでは、糖尿病性ケトアシドーシスに陥り、さらに症状が進行すると、昏睡、死亡に至る場合がある。
  - 2型：膵島β細胞からのインスリン分泌不足、または細胞レベルでのインスリン耐性によって引き起こされる高血糖症。2型糖尿病は、一般に肥満との関連性が高く、合併症として、糖尿病性網膜症、腎障害、神経症を生じる。

記憶術

膵島細胞と分泌物の関係は，アルファベット順に覚えることができる。A は B の前なので，G は I の前に来る，つまり，

- Alpha cells secrete Glucagon
  Beta cells secrete Insulin

呼吸器系 | 10

はじめに

呼吸器系(respiratory system)は，空気の濾過や最適化を行い，ガス交換の場に運ぶ一連の通路である気道と，ガス交換を行う呼吸部で構成される。肺は肺胞上皮と大量の連続性毛細血管を含む非常に血管の発達した臓器である。肺の組織構造は，肺胞腔の空気と毛細血管内の血液の間で，O_2とCO_2の交換をすみやかに行うことを可能にしている。呼吸器系は，さらに嗅覚の受容，発声，少量のホルモン産生および吸入した空気中の抗原に対する免疫応答を行う。気道の大部分は，呼吸上皮として知られる多列線毛円柱上皮によって内腔面が覆われる。

気道(conducting portion of the respiratory system)

上気道(upper respiratory tract)

構造		機能	存在部位
鼻腔(nasal cavity)			
1. 鼻前庭(nasal vestibule)		1. 鼻腔と外部環境の間の通路	1. 外鼻孔(nostril)に近接する内側部
a. 重層扁平上皮		a. 粘膜の保護	a. 粘膜内面
b. 鼻毛(vibrissae)		b. 吸入した空気中の塵や微粒子を捉える	b. 粘膜全体
c. 脂腺		c. 微粒子の捕捉を補助	c. 粘膜全体

(続く)

上気道		
構造	機能	存在部位
鼻腔		
2. 鼻粘膜の呼吸部（respiratory region）（鼻腔粘膜〈nasal mucosa〉）	2. 吸入した空気の調整	2. 鼻腔の下部 2/3
d. 呼吸上皮：偽重層（多列）線毛円柱上皮	d. 微粒子を捉え，鼻咽頭へ運ぶ	d. 粘膜上皮
e. 豊富な血管網	e. 空気の加温	e. 粘膜固有層
f. 混合腺	f. 分泌物が空気の濾過，加湿に働く	f. 粘膜固有層
3. 鼻粘膜の嗅部（olfactory region）（嗅粘膜〈olfactory mucosa〉）	3. 嗅覚（olfaction）の受容	3. 鼻腔上部（天蓋部）
g. 嗅上皮（olfactory epithelium）（双極神経細胞〈嗅細胞〉を含む特殊な偽重層〈多列〉線毛円柱上皮）	g. 嗅覚情報を受容し，脳へ伝達	g. 粘膜内面
h. 嗅腺（olfactory gland）（ボウマン腺〈Bowman's gland〉）	h. におい分子の捕捉と分解	h. 粘膜固有層
i. 軸索線維束	i. 嗅神経（olfactory nerve）となって篩骨篩板（cribriform plate of ethmoid）を通過し頭蓋腔に入る	i. 粘膜固有層

（続く）

10 章 呼吸器系　157

上気道			
構造		機能	存在部位
喉頭(larynx)			
管状構造		口腔咽頭(中咽頭)と気管の間で空気を運ぶ	頸部後部，口腔咽頭の下部で気管の上部
1. 不規則に配列する硝子軟骨		1. 構造的支持と保護	1. 喉頭壁
2. 粘膜		2. 内腔の裏打ち	2. 喉頭の内腔面
a. 呼吸上皮		a. 微粒子を捉え，口腔咽頭へ送る	a. 内腔に接する粘膜最内層部
b. 非角化重層扁平上皮		b. 摩擦や外力からの保護	b. 声帯を覆う粘膜，舌表面，喉頭蓋先端部
c. 粘膜固有層		c. 粘膜上皮の支持	c. 粘膜上皮の深層部
d. 喉頭腺		d. 混合性(粘液，漿液)の分泌	d. 粘膜固有層
3. 仮声帯(false vocal cord)(前庭ヒダ⟨ventricular fold⟩)		3. 共振の発生	3. 声帯上部
4. 声帯(true vocal cord)		4. 音の生成	4. 前庭ヒダ下部
e. 声帯筋(vocalis muscle)：骨格筋		e. 収縮により様々な音程を生成	e. 声帯中核部
5. 喉頭蓋(epiglottis)：弾性軟骨		5. 強度と弾力性を兼ね備えた支持構造，食塊が気管に入ること(誤嚥)を防止	5. 喉頭入口部

(続く)

臨床との関連事項

- **無嗅覚症**(anosmia):嗅神経の恒久的な切断による嗅覚の喪失。篩骨篩板を通過する嗅神経は傷害されやすいため,頭部に外傷を受けた患者では珍しくない。
- **鼻血**(nose bleed):高密度の血管分布を持つ鼻粘膜は,強靱な重層扁平上皮ではなく,繊細な呼吸上皮で覆われている。そのため,乾燥や外傷などにより比較的容易に鼻粘膜からの出血を生じる。
- **鼻閉**(鼻づまり)(nasal congestion):アレルギー反応やウイルス感染による鼻粘膜の炎症によって生じる。気道が狭まり呼吸困難となる。
- **喉頭炎**(laryngitis):感染による喉頭粘膜の炎症であり,呼吸困難,嚥下障害,嗄声を生じ,声が出なくなることもある。
- **喉頭蓋の加齢変化**:喉頭蓋の弾性軟骨は加齢とともに減少,あるいは脂肪組織に置き換わる。喉頭蓋が硬直し弾力性が低下すると,誤嚥する危険性が高まる。

下気道(lower respiratory tract)			
構造		機能	存在部位
気管(trachea)			
長く弾力性のある管状の気道 1. C字型の軟骨輪		喉頭と主気管支の間で空気を運ぶ 1. 内腔を開いた状態に維持	喉頭下部,食道腹側部 1. 気管全体に一定の間隔で配列

(続く)

下気道

構造	機能	存在部位
気管		
2. 気管筋(trachealis)（膜性壁〈membranous wall of trachea〉）：平滑筋の縦断面 気管壁は4層で構成される	2. 気管内腔を狭める	2. 気管背側のC字型軟骨の開口部
3. 粘膜	3. 気管内腔の裏打ち	3. 気管の内腔面
a. 呼吸上皮	a. 吸入した空気の調整。微粒子を捉え，口腔咽頭へ運ぶ	a. 粘膜最内層部
b. 粘膜固有層：結合組織	b. 粘膜上皮の支持	b. 粘膜上皮の深層部
4. 粘膜下組織：疎性または密性結合組織	4. 大型の血管が走行，気管支関連リンパ組織(BALT)が存在	4. 粘膜の深層部
c. 混合腺(気管腺〈tracheal gland〉)	c. 混合性(粘液，漿液)の分泌	c. 粘膜下組織全体
5. 気管軟骨(tracheal cartilage)：硝子軟骨	5. 構造を維持する骨格，内腔を開口した状態に保つ	5. 気管壁中核部
6. 外膜：結合組織	6. 気管を周囲組織と隔てる，大型の血管，神経が走行	6. 気管壁最外層部

(続く)

下気道		
構造	機能	存在部位

気管支(bronchus)

構造	機能	存在部位
一連の気道。分岐するにつれて次第に管径が減少	空気を運ぶ	気管から遠位に分岐した気道
1. 粘膜	1. 内腔の裏打ち	1. 気管支の内腔面
a. 呼吸上皮	a. 吸入した空気の調整。微粒子を捉え、口腔咽頭へ送る	a. 粘膜最内層部
b. 粘膜固有層:結合組織	b. 粘膜上皮の支持	b. 粘膜上皮の深層部
2. 平滑筋層	2. 気道内径の調節	2. 粘膜の深層部
3. 粘膜下組織:疎性結合組織	3. 気管支壁の支持、大型の血管が走行	3. 平滑筋層の深層部
4. 気管支軟骨:主気管支(main bronchus)では完全に輪状の硝子軟骨を持つが、末端の小型気管支では小さな板あるいは棒状となり、気管支の部位によって様々	4. 構造的な骨格として気管支壁を支持	4. 平滑筋層と外膜の間
5. 外膜:疎性および密性結合組織	5. 隣接する組織と気管支を連絡	5. 気管支壁最外層部

(続く)

下気道

構造		機能	存在部位

細気管支（bronchiole）

構造		機能	存在部位
気管支から分岐した小型の気道 1. 粘膜上皮 　a. 単層線毛円柱上皮 　b. クララ細胞（Clara cell）：細胞頂部にドーム状の膨らみを持つ無線毛の立方細胞 2. 平滑筋層 3. 外膜	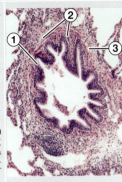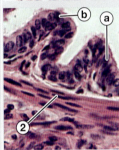	空気を運ぶ 1. 内腔の裏打ち 　a. 吸入した空気の調整。微粒子を捉え，上部の気道へ送る 　b. 表面活性物質（surface active agent, surfactant）と抗菌剤の分泌 2. 気道直径の調節 3. 隣接する組織と細気管支を連絡	気管支から遠位側に分岐した気道 1. 細気管支の内腔面 　a. 細気管支 　b. 細気管支の粘膜上皮全体に存在。遠位側の細気管支ほど，その数は増加 2. 細気管支壁中間層部 3. 細気管支壁最外層部

終末細気管支（terminal bronchiole）

構造		機能	存在部位
気道遠位端に存在する小型の細気管支 1. 単層線毛立方上皮	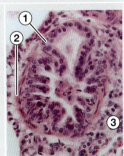	空気を運ぶ 1. 吸入した空気の調整。微粒子を捉え，上部の気道へ送る	気道最遠位部 1. 終末細気管支の内腔面

（続く）

下気道		
構造	機能	存在部位
終末細気管支		
a. クララ細胞：細胞頂部にドーム状の膨らみを持つ無線毛の立方細胞	a. 表面活性物質と抗菌物質の分泌	a. 粘膜上皮
2. 平滑筋層	2. 気道内径の調節	2. 細気管支壁中間層
3. 外膜	3. 隣接する組織と終末細気管支を連絡	3. 最外層部

臨床との関連事項

- 喘息（asthma）と**慢性閉塞性肺疾患**（chronic obstructive pulmonary disease：COPD）は，気管支平滑筋の収縮痙攣と関連がある。吸入気管支拡張剤は平滑筋を弛緩させる。

組織学的比較

	気管	気管支	細気管支
上皮	偽重層（多列）線毛円柱上皮	偽重層（多列）線毛円柱上皮	様々：偽重層（多列）線毛円柱上皮，分岐するにつれて，単層線毛円柱上皮から単層線毛立方上皮へ変化
軟骨	C字型で輪状を示す。C字の開口部には気管筋が存在	主気管支では完全な輪状を示す。分岐に伴う管径の減少につれて，板，棒または小断片状になる	認められない
クララ細胞	認められない	認められない	分岐に伴う管径の減少につれて，その数は増加

呼吸部(respiratory portion)

構造		機能	存在部位
呼吸細気管支(respiratory bronchiole)			
内腔の狭い最も小さな細気管支。呼吸部の起始部 1. 単層線毛立方上皮。細胞頂部がドーム状に膨らむ立方状のクララ細胞が存在 2. 少数の肺胞：呼吸細気管支から直接生じる	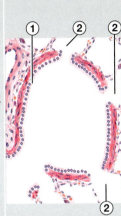	空気を運び，ガス交換を行う 1. 吸入した空気の調整。微粒子を捉え，上部の気道へ送る。表面活性物質と抗菌物質の分泌 2. ガス交換	細気管支最遠位部 1. 呼吸細気管支の内腔面 2. 呼吸細気管支全体に散在。遠位に向かうにつれて，その数は増加
肺胞管(alveolar duct)			
3. 呼吸細気管支からつながる空気の通路 4. 肺胞管に開口する肺胞	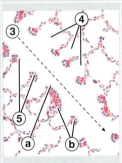	3. 呼吸細気管支から肺胞嚢へ空気を運ぶ 4. ガス交換	3. 呼吸細気管支の遠位部 4. 肺胞管にそって存在

(続く)

呼吸部		
構造	機能	存在部位
肺胞管		
5. 肺胞端部に存在するコブ状構造 　a. 立方上皮 　b. 平滑筋	5. 限定的な構造支持，肺胞管の収縮に関与 　a. 空気と接する部位 　b. 粘膜上皮の深層部	5. 肺胞管に面する肺胞の端部
肺胞嚢（alveolar sac）		
6. 数個の肺胞が開口する肺胞管終端部	6. 肺胞管終端部に連絡する房状の肺胞に空気を運ぶ	6. 肺胞管遠位部
肺胞（alveolus）		
球状の腔所で以下の構造からなる		
7. 単層扁平上皮 　c. Ⅰ型肺胞上皮細胞（type Ⅰ alveolar cell）（肺細胞〈pneumocyte〉）：扁平細胞 　d. Ⅱ型肺胞上皮細胞（type Ⅱ alveolar cell）（肺細胞）：立方細胞	7. ガス交換。肺胞表面を裏打ち 　c. ガス交換 　d. サーファクタント（surfactant）産生	7. 肺胞の内腔面 　c. 肺胞表面の95%を占める 　d. 肺胞表面に散在し，特に肺胞中隔接合部に多い

（続く）

呼吸部

構造		機能	存在部位

肺胞

e. マクロファージ：不規則な形態を持つ細胞。しばしば炭素粒子を含む	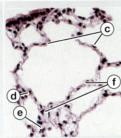	e. 塵, 細胞断片, 病原体の貪食	e. 肺胞中隔に散在。時折, 肺胞腔にも存在
8. 毛細血管を含む結合組織からなる薄層		8. 肺胞壁の構造的・機能的支持	8. 肺胞上皮内側部
f. 連続性毛細血管		f. 肺胞上皮と内皮を介してガス交換を行う	f. 内皮の基底膜はⅠ型肺胞上皮細胞の基底膜と癒合し共有

補足事項

- **サーファクタント**：肺胞内面の表面張力を減少させ, 肺胞内腔がつぶれたり閉鎖するのを防ぐ。サーファクタントの産生が不足する未熟児では, つぶれた肺胞を拡張できないため, 新生児呼吸窮迫症候群の危険性が増加する。
- **肺胞中隔**（alveolar septum）（肺胞壁〈septal wall of alveolus〉）：隣接する2つ以上の肺胞が, 毛細血管を含む結合組織を共有することによって形成された壁構造。肺胞中隔は, 結合組織を中核として, その両面を肺胞上皮が裏打ちした構造を持つ（図10-1）。
- **肺胞孔**（alveolar pore）：肺胞中隔に開いた孔。肺胞孔によって, 肺胞管よりも遠位側の肺胞へ効率よく通気することが可能となる。
- **血液空気関門**（blood-air barrier）：肺胞でのガス交換において肺胞中隔に存在する構造的関門。Ⅰ型肺胞上皮細胞, 毛細血管内皮細胞および両細胞が共有する基底膜によって構成される（図10-2）。
- **区域気管支**（segmental branching of bronchus）：肺の病変部を切除する場合, 他の区域気管支が支配する領域に影響が出ないように行う必要がある。

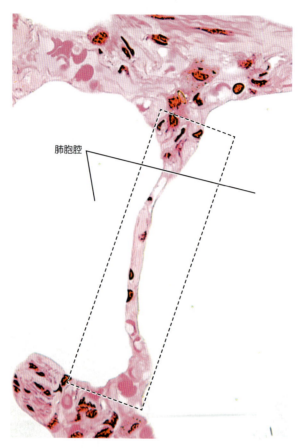

肺胞腔

図10-1：肺胞中隔

臨床との関連事項

- **炭粉症**（anthracosis）：肺組織に炭素粒子が沈着し，肺が様々な程度に黒くなった状態。吸入空気中の炭素粒子（黒色）は，肺のマクロファージによって貪食される。貪食したマクロファージの一部は肺を離れるが，いくつかは肺の間質に残る。都市部の多くの住人は，若干の炭粉症を示す。ヘビースモーカーや炭鉱夫は，広範囲に及ぶ炭粉症を示し，重症の場合，肺組織の炎症，線維化，ネクローシスを生じ，塵肺症（pneumoconiosis）に進む場合がある。

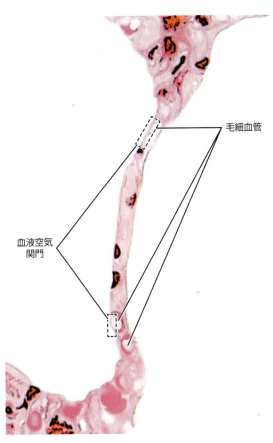

図 10-2：血液空気関門

- **肺気腫**（emphysema）：肺胞の破壊による肺胞腔の恒久的な拡張と，それに伴うガス交換可能な肺胞表面積の減少した状態。喫煙などによる有害物質への長期曝露が原因として最も多い。

泌尿器系 | 11

はじめに

泌尿器系(urinary system)は，2つの腎臓，2つの尿管，1つの膀胱，1つの尿道で構成され，血液の濾過，体液の恒常性維持，血圧の調節，赤血球造血，活性型ビタミンDへの変換など重要な役割を果たしている。泌尿器系は，機能的に血液の濾過と尿の産生を行う尿生成部(ネフロン)と，尿を受け，運び，体外に排出するまでの一時的な貯蔵を行う尿排出部(尿路)(腎杯，尿管，膀胱，尿道)に分けられる。

泌尿器系

腎臓(kidney)

構造	機能	存在部位
肉眼解剖学的特徴		
両側性のソラマメ型をした赤または茶色の器官	血液濾過，血液量と血圧の調節，体液の恒常性維持，エリスロポエチン産生，活性型ビタミンDへの変換	後腹膜，T12-L3レベルの椎骨両側(右腎がわずかに低い)
1. 被膜：密性結合組織	1. 保護	1. 腎臓を包む最外層部

(続く)

腎臓

構造	機能	存在部位

肉眼解剖学的特徴

構造	機能	存在部位
2. 皮質：赤または茶色の外層部	2. 様々な段階の尿生成が行われる	2. 被膜の深層部
a. 髄放線（medullary ray）：髄質から皮質に伸びる直線状の線条	a. 尿を集め，流し，濃縮する	a. 皮質全体で放射線状に配列
3. 髄質：ピンクまたは薄茶色の内層部。以下の構造を含む	3. 尿の濃縮	3. 皮質の深層部
b. 腎錐体（renal pyramid）：ピンクまたは薄茶色をした錐体状の小葉	b. 間質の高張性の調節と維持	b. 髄質に8～12個が存在
c. 腎乳頭（renal papilla）：腎錐体の頂部	c. 生成された尿を小腎杯に送る	c. 腎錐体の頂部：腎洞への突出部
d. 腎柱（renal column）：髄質間に入り込んだ皮質組織	d. 髄質間に入り込んだ皮質組織	d. 髄質で各腎錐体の間
4. 腎洞（renal sinus）：腎杯や脂肪組織で満たされた腎内側の凹部	4. 腎杯や血管を含み，その保護や隔離を行う	4. 腎臓内側中央部

（続く）

腎臓

構造	機能	存在部位

肉眼解剖学的特徴

構造	機能	存在部位
5. 小腎杯(minor calyx)：各腎乳頭に隣接する短い小型のカップ状構造	5. 生成された尿を集合管から集める	5. 腎洞で各腎乳頭隣接部
6. 大腎杯(major calyx)：短い大型の管状構造	6. 尿を小腎杯から集める	6. 腎洞で小腎杯の遠位部
7. 腎盂(腎盤)(renal pelvis)：漏斗状の排尿路	7. 尿を大腎杯から集め，尿管に送る	7. 腎洞で腎門の近位部
8. 腎門(renal hilum)：腎内側の陥入部	8. 尿管，血管，神経が腎臓に出入りする部位	8. 腎臓内面部

組織学的特徴：ネフロン(nephron)

構造	機能	存在部位
1. 腎小体(renal corpuscle)：球状の構造体	1. 血液の濾過	1. 皮質全体
a. 糸球体(glomerulus)：有窓性毛細血管のループ状集塊	a. 血流(血圧)を利用し，内皮細胞の窓を通して最初の濾過が行われる	a. 腎小体内部
b. ボウマン嚢(Bowman's capsule)の臓側板(visceral layer)：足細胞(podocyte)	b. 濾過液は足細胞の濾過隙(filtration slit)を通過し，ボウマン腔に入る	b. 糸球体のループ状毛細血管外側部を覆う

(続く)

腎臓

構造	機能	存在部位
組織学的特徴：ネフロン		
c. ボウマン嚢の壁側板(parietal layer)：単層扁平上皮	c. 原尿をボウマン腔に閉じ込める	c. 腎小体最外層部
d. ボウマン腔(Bowman's space)	d. 原尿を受け入れる	d. ボウマン嚢の臓側板と壁側板の間の空間
e. 血管極(vascular pole)	e. 輸入細動脈, 輸出細動脈が腎小体に出入りする部位	e. 尿細管極の反対側
f. 尿細管極(urinary pole)	f. ボウマン腔の原尿が近位曲尿細管に入る部位	f. 近位尿細管の起始部
2. 近位曲尿細管(proximal convoluted tubule：PCT)：刷子縁を持つ大型の酸好性細胞からなる単層立方上皮	2. NaCl, 水の大部分, アミノ酸, 糖, ポリペプチドの再吸収, 大型ペプチドの再吸収を行う	2. 皮質全体, 髄質に向かうにつれて多くなる
3. ヘンレループ(Henle loop)	3. 尿の濃縮	3. はじまりと終わりは皮質だが, ループ部は髄質まで伸長

(続く)

腎臓		
構造	機能	存在部位

組織学的特徴：ネフロン

g. ヘンレループ下行脚太い部(thick descending limb of Henle loop)(近位直尿細管〈proximal straight tubule〉)：単層立方上皮	g. PCTと同様の機能だが、吸収量は少ない	g. 皮質と髄質
h. ヘンレループ下行脚細い部(thin descending limb of Henle loop)：単層扁平上皮。水の透過性はあるが、NaClの透過性なし	h. 水の再吸収を行い、濾液の浸透圧を高張にする。NaClの再吸収能なし	h. 髄質
i. ヘンレループ上行脚細い部(thin ascending limb of Henle loop)：単層扁平上皮。NaClの透過性はあるが、水の透過性なし	i. NaClの再吸収を行うが、水の再吸収能なし。間質の高浸透圧を維持	i. 髄質
j. ヘンレループ上行脚太い部(thick ascending limb of Henle loop)(遠位直尿細管〈distal straight tubule〉)：単層立方上皮	j. NaCl, Ca^{2+}, Mg^{2+}の再吸収	j. 髄質と皮質
4. 遠位曲尿細管(distal convoluted tubule：DCT)：単層立方上皮	4. Na^+, 重炭酸イオンの再吸収, K^+, アンモニアの分泌	4. 皮質全体、皮質浅層部に多い

(続く)

腎臓

構造	機能	存在部位

組織学的特徴：ネフロン

構造	機能	存在部位
5. 糸球体傍装置（juxtaglomerular apparatus：JGA）	5. 血圧の調節	5. 腎小体血管極
k. 緻密斑（マクラデンサ）(macula densa)：DCT で細い円柱細胞の集合部	k. 生成された尿のCl⁻(Na⁺)濃度を監視し、糸球体濾過率（glomerular filtration rate：GFR）と糸球体傍細胞からのレニン（renin）分泌を調節	k. ゴールマハティヒ細胞（糸球体外メサンギウム細胞）に近接するDCT
l. 糸球体傍細胞（juxtaglomerular cell）：輸入細動脈平滑筋細胞	l. 血流量/血圧の低下に反応し、レニン分泌	l. ゴールマハティヒ細胞（糸球体外メサンギウム細胞）に近接する輸入細動脈
m. ゴールマハティヒ細胞（Goormaghtigh cell）（糸球体外メサンギウム細胞〈extraglomerular mesangial cell〉）：細い紡錘状細胞	m. 構造の支持、細胞断片や遺残物の貪食	m. 緻密斑と糸球体傍細胞の間
6. 接合細管（collecting tubule）と集合管（collecting duct）：単層立方上皮または円柱上皮	6. 尿の濃縮、酸塩基平衡調節	6. 皮質と髄質

補足事項

- **泌尿器系の尿生成部**：活発に血液の濾過と尿生成を行う。左右の腎臓にそれぞれ約 200 万個存在するネフロンによって構成される。

- **泌尿器系の尿排出部**(尿路):接合細管,集合管,小腎杯,大腎杯,腎盤,尿管,膀胱,尿道で構成される。
- **ネフロン**:腎臓の構造および機能的単位。以下の構造からなる(図 11-1)。
  - **腎小体**:血液の濾過が最初に行われる球状構造体。糸球体とこれを包む二重の膜であるボウマン嚢から構成される。
  - **近位曲尿細管**:大量の再吸収と分泌が行われる。
  - **ヘンレループ**:尿の濃縮が行われる。
  - **遠位曲尿細管**:再吸収と酸塩基平衡調節が行われる。
  - **糸球体傍装置**:DCT の緻密斑,輸入細動脈平滑筋が変化した糸球体傍細胞およびゴールマハティヒ細胞(糸球体外メサンギウム細胞)で構成される。

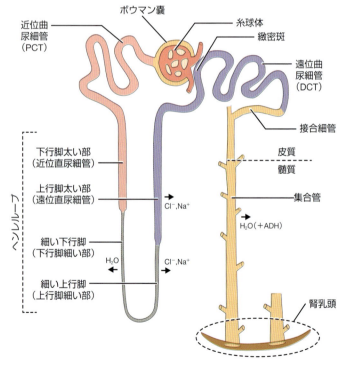

図 11-1:ネフロン
(From Cui D. *Atlas of Histology*. Baltimore:Lippincott Williams & Wilkins, 2009:231.)

レニン・アンジオテンシン・アルドステロン系を介して，血流量と血圧の調節を行う。

- **接合細管と集合管**：泌尿器系の尿路であるが，下垂体後葉ホルモンである抗利尿ホルモン/バソプレシンによる調節を受け，尿濃縮が行われる。
- **糸球体濾過障壁**（glomerular filtration barrier）：血液は糸球体濾過障壁を通過する過程で濾過され，原尿となりボウマン腔に入る。糸球体毛細血管内皮，基底膜およびボウマン嚢臓側板である足細胞の濾過隙で構成される。基底膜は，大型タンパク質や荷電物質の移動制限について特に重要な役割を果たす（図 11-2）。
- **皮質ネフロン**（cortical nephron）：被膜近くに腎小体が位置し，ヘンレループがあまり髄質に入らないネフロン。極度の尿濃縮は行われない。
- **傍髄質ネフロン**（juxtamedullary nephron）：髄質近くに腎小体が位置し，ヘンレループが髄質深層まで伸びるネフロン。皮質ネフロンに比べ，より濃縮した尿生成が行われる
- **レニン・アンジオテンシン・アルドステロン系**（renin-angiotensin-aldosterone system）：ナトリウムの恒常性，糸球体濾過率および水の再吸収量を調節する。血流量/血圧の低下やナトリウム再吸収量の低下に反応し，糸球体傍細胞からレニン（renin）が分泌される。レニンは，血中のアンジオテンシノーゲン（angiotensinogen）をアンジオテンシンⅠに変換し，アンジオテンシンⅠは，さらに肺でアンジオテンシンⅡに変換される。アンジオテンシンⅡは，

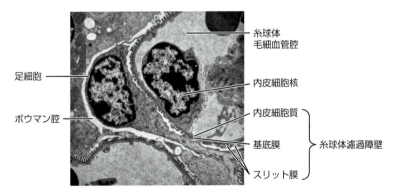

図 11-2：糸球体濾過障壁
(From Eroschenko VP. *diFiore's A tlas of Histology with Functional Correlations*. 12th ed. Baltimore：Lippincott Williams & Wilkins, 2009：435.)

副腎皮質球状帯からのアルドステロン(aldosterone)分泌を促進する。アルドステロンは、DCTや集合管に作用し、ナトリウムと水の再吸収を促進し、結果として血液量/血圧が増加する。
- バソプレシン(vasopressin)(抗利尿ホルモン(antidiuretic hormone:ADH)):血流量の減少や血漿浸透圧の増加に反応して、神経下垂体(下垂体後葉)から分泌されるホルモン。ADHは、接合細管や集合管の水チャネル(アクアポリン2)を増加させ、水の再吸収量の増加と体内保持を行う。下垂体腫瘍は、ADH産生減少を生じるため大量の低張尿が生成され、多尿症と多飲症を発症する。

臨床との関連事項
- 尿分析(urinalysis):尿中の微生物、結晶成分、血球(血尿)、タンパク質(タンパク尿)、その他の異常な化学成分やpHを検査することによって、腎臓疾患を調べることができる。
- 糖尿病性腎症(diabetic nephropathy):糖尿病患者の合併症として最も多い。糸球体基底膜の肥厚、アテローム性動脈硬化、糸球体硬化などにより糸球体濾過機能の障害が生じ、その後、腎不全に移行する。

腎臓の血管分布(blood supply of kidney)

構造	機能	存在部位
血管分布(blood supply)		
1. 腎動脈(renal artery)	1. 大動脈から腎臓に血液を送る	1. L1-2の椎骨レベルで腹大動脈の両側から直接分岐
2. 葉間動脈(interlobar artery)	2. 各腎葉に血液を送る	2. 腎洞と腎柱
3. 弓状動脈(arcuate artery)	3. 皮質髄質境界部に血液を送る	3. 腎錐体基底部にそって走行

(続く)

腎臓の血管分布

構造	機能	存在部位
血管分布		
4. 小葉間動脈(interlobular artery)	4. 腎臓の各小葉に血液を送る	4. 弓状動脈から被膜方向へ垂直に走行
5. 輸入細動脈(afferent arteriole)	5. 糸球体に血液を送る	5. 血管極
6. 糸球体(glomerulus)	6. 血液濾過が最初に行われる部位	6. 腎小体
7. 輸出細動脈(efferent arteriole)	7. 糸球体から出た血液を運ぶ	7. 血管極
8 a. 尿細管周囲毛細血管(peritubular capillary)	8 a. PCT, DCT, 接合細管および集合管で再吸収した水分や電解質を回収	8 a. 皮質
b. 直細動脈(vasa recta)	b. ヘンレループや接合細管および集合管で再吸収した水分や電解質を回収	b. 腎錐体
9. 小葉間静脈(interlobular vein)	9. 尿細管周囲毛細血管からの血液が流れる	9. 小葉間動脈に伴行
10. 弓状静脈(arcuate vein)	10. 直細静脈と小葉間静脈からの血液が流れる	10. 腎錐体基底部にそって走行

(続く)

腎臓の血管分布		
構造	機能	存在部位
血管分布		
11. 葉間静脈 (interlobar vein)	11. 弓状静脈からの血液が流れる	11. 腎洞と腎柱
12. 腎静脈 (renal vein)	12. 各腎葉からの血液を受け,下大静脈に送る	12. L1-2 の椎骨レベルで下大静脈に合流

臨床との関連事項

- **腎葉または腎小葉のネクローシス**:小葉間動脈は弓状動脈から 90 度という鋭い角度で分岐するため,分岐部で血栓が詰まりやすい。腎臓の血管分布は終動脈であるため(1 つの腎葉は 1 本の葉間動脈,1 つの小葉は 1 本の小葉間動脈によって血液供給を受ける),血栓による血管閉塞が起こると,閉塞血管によって血液供給を受けていた領域のみにネクローシスが生じ,その他の領域に影響が広がることはない。

尿管 (ureter)		
構造	機能	存在部位
肉眼解剖学的特徴		
狭い内腔を持つ長いピンク色の管状臓器	尿を腎盤から膀胱へ運ぶ	腎盤から膀胱へ伸びる後腹膜臓器

(続く)

尿管

構造	機能	存在部位
組織学的特徴		
3層で構成される		
1. 粘膜	1. 内腔の裏打ち	1. 尿管壁最内層部
a. 粘膜上皮：移行上皮（transitional epithelium）	a. 粘膜の裏打ちと保護，若干の伸縮性を持つ	a. 内腔の尿と直接する部位
b. 粘膜固有層：疎性および密性結合組織	b. 粘膜上皮の保護と支持	b. 粘膜上皮の深層部
2. 筋層：平滑筋	2. 蠕動運動を行い，尿を膀胱へ運ぶ	2. 尿管壁の中間部
3. 外膜：結合組織	3. 尿管の保護，尿管を周囲組織に連絡	3. 尿管最外層部

膀胱（urinary bladder）

構造	機能	存在部位
肉眼解剖学的特徴		
伸縮性のある器官：尿量に応じて大きさや形が変化	一時的な尿の貯蔵，排尿の調節	骨盤腔で，恥骨結合の背側，男性では直腸の腹側，女性では子宮の腹側

（続く）

膀胱

構造		機能	存在部位
肉眼解剖学的特徴			
1. 2つの尿管開口部	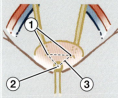	1. 尿管が膀胱につながる部位。尿管が膀胱壁を斜めに貫通する構造的特徴によって，膀胱が尿で満たされると，開口部は閉じる	1. 膀胱後壁
2. 尿道開口部（内尿道口〈internal urethral orifice〉）	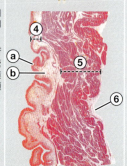	2. 尿の排出部	2. 膀胱下部
3. 膀胱三角（trigone of bladder）：2つの尿管開口部と1つの内尿道口を結ぶ三角形の領域		3. 膀胱伸縮に伴う変化が比較的少ない部位（常に平滑）	3. 3つの開口部に囲まれた三角形の領域
組織学的特徴			
3層で構成される	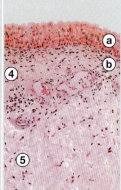		
4. 粘膜		4. 内腔の裏打ち	4. 膀胱壁最内層部
a. 粘膜上皮：移行上皮		a. 粘膜の裏打ちと保護，伸縮性を持つ	a. 内腔に含まれる尿と直接する部位
b. 粘膜固有層：疎性および密性結合組織		b. 粘膜上皮の保護と支持	b. 粘膜上皮の深層部
5. 筋層：平滑筋		5. 蠕動運動を行い，一定方向への尿の流れを生成	5. 膀胱壁の中間部

（続く）

膀胱

構造	機能	存在部位
組織学的特徴		
6. 漿膜または外膜：中皮を持つ結合組織または結合組織のみ	6. 膀胱の保護，膀胱を周囲組織に結合	6. 膀胱最外層部

補足事項
組織学的比較

	PCT	DCT	接合細管および集合管
組織	単層立方上皮	単層立方上皮	単層立方から円柱上皮
内腔	狭い。内腔との境界面は不明瞭であいまい	PCTよりも大きい。PCTよりも明瞭な内腔境界面	DCTと同じか大きい内腔。明瞭な内腔境界面
細胞	刷子縁を持つ大型の酸好性細胞。細胞境界は不明瞭	PCTよりも小型の細胞。弱い酸好性の細胞質。細胞境界は不明瞭	明調な染色性に乏しい立方から円柱状の細胞。明瞭な細胞境界

臨床との関連事項

- **常染色体優性多発性囊胞腎**(autosomal dominant polycystic kidney disease)：腎臓やその他の器官に多数の囊胞が形成され，徐々に増大していく30代頃に発症する疾患。囊胞は腎臓実質組織の機能障害を起こすため，患者は，高血圧，腎機能障害を発症し，最終的に腎不全に至る。
- **常染色体劣性多発性囊胞腎**(autosomal recessive〈infantile/pediatric〉polycystic kidney disease)：囊胞が集合管に形成され，腎肥大，腹部腫瘤，多尿症，多飲症などの臨床症状を示す。新生児や幼児にみられる疾患。

内分泌系 | 12

はじめに

内分泌系(endocrine system)は，多くの器官，細胞集団あるいは個々の細胞で構成され，血中にホルモンを産生，分泌することによって，遠く離れた標的細胞や器官に情報の伝達を行う。内分泌部の多くは，最終的に導管を失い上皮との連絡がなくなった上皮組織の落ち込み構造に由来する。ホルモンの取り込み，移動，供給に有利な有窓性毛細血管が共通した間質の要素として存在する。

内分泌系

下垂体は，その分泌ホルモンが他の内分泌器官を含む多くの標的器官に作用することから，内分泌系の中枢的存在だと考えられる。

下垂体(pituitary gland, hypophysis)

構造	機能	存在部位
肉眼解剖学的特徴		
明瞭に異なる2つの内分泌部で構成される	9つのホルモンを産生し，血中に分泌	視床下部(hypothalamus)の下方部。蝶形骨(sphenoid bone)のトルコ鞍(下垂体窩〈sella turcica〉)
1. 下垂体前葉(anterior pituitary)(腺性下垂体〈adenohypophysis〉/前葉〈anterior lobe〉)：錐体状の上皮様細胞が索状に配列	1. 7つのホルモン：GH，プロラクチン，MSH，FSH，LH，ACTH，TSHの分泌	1. 硬膜のヒダである鞍隔膜が下垂体の天井部を形成

(続く)

下垂体

構造		機能	存在部位
肉眼解剖学的特徴			
2. 下垂体後葉(posterior pituitary)(神経性下垂体〈neurohypophysis〉/後葉〈posterior lobe〉):神経組織に類似	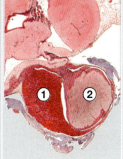	2. 2つのホルモン:ADH(バソプレシン), オキシトシンの分泌	
下垂体前葉/腺性下垂体/前葉			
3つの領域が区別される		視床下部の制御を受け, 適切なホルモンの産生, 分泌を行う	
3. 主部(pars distalis):色素嫌性細胞(chromophobic cell)と色素親和性細胞(chromophilic cell)(酸好性細胞〈acidophil〉, 塩基好性細胞〈basophil〉)からなる	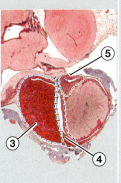	3. GH, プロラクチン, FSH, LH, ACTH, TSHの分泌	3. 下垂体前葉の大部分
4. 中間部(pars intermedia):塩基好性細胞とラトケ嚢からなる		4. MSHの分泌	4. 主部と下垂体後葉の間の小さな帯状の腺組織
5. 隆起部(pars tuberalis):ほぼ塩基好性細胞からなる		5. FSH, LHの分泌	5. 下垂体漏斗柄(infundibular stem of pituitary gland)の周囲に伸長した下垂体の主部

(続く)

下垂体		
構造	機能	存在部位
下垂体前葉/腺性下垂体/前葉		
3種の内分泌細胞で構成される 6. 色素親和性細胞 　a. 酸好性細胞：赤色から栗色に染色される細胞 　b. 塩基好性細胞：青色から紫色に染色される細胞 7. 色素嫌性細胞 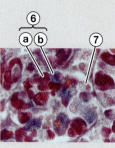	a. GH，プロラクチンの分泌 b. MSH, FSH, LH, ACTH, TSH の分泌 7. ホルモンを含む顆粒をすべて分泌した色素親和性細胞だと考えられる	a. 主部，隆起部 b. 下垂体前葉すべての領域 7. 主部
下垂体後葉/神経性下垂体/後葉		
2つの領域が区別される	視床下部の視索上核(supraoptic nucleus)，室傍核(paraventricular nucleus)に存在する神経細胞体で産生されたホルモンは，適切な分泌刺激を受けるまで，軸索途中のふくらみ(ヘリング小体〈Herring's body〉)に蓄えられる	
8. 神経葉(pars nervosa)：神経組織，ニューロピル(神経線維網)，軸索終末，後葉細胞(pituicyte) 9. 漏斗柄(infundibular stem)：視床下部神経細胞の軸索線維束で構成される 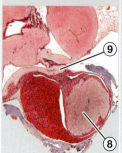	8. ADH(バソプレシン)，オキシトシンの分泌 9. 下垂体と視床下部を連絡	8. 神経性下垂体の大部分 9. 視床下部と下垂体の間の狭くなった柄の部位

(続く)

下垂体		
構造	機能	存在部位
下垂体後葉/神経性下垂体/後葉		
2種類の構造が存在 10. ヘリング小体：神経分泌顆粒を含む軸索途中に存在する拡張部 11. 後葉細胞（pituicyte）：下垂体に存在する神経膠細胞	10. 神経分泌顆粒の貯蔵と放出 11. 星状膠細胞に類似した機能：軸索の構造的，機能的支持	10. 神経葉全体に存在する無核の構造 11. 神経葉全体に存在する卵形核を持つ細胞

GH（growth hormone）：成長ホルモン，MSH（melanocyte-stimulating hormone）：メラニン細胞刺激ホルモン，FSH（follicle-stimulating hormone）：卵胞刺激ホルモン，LH（luteinizing hormone）：黄体形成ホルモン，ACTH（adrenocorticotropic hormone）：副腎皮質刺激ホルモン，TSH（thyroid-stimulating hormone）：甲状腺刺激ホルモン，ADH（antidiuretic hormone）：抗利尿ホルモン（バソプレシン）

補足事項

- **胎生期の起源**（embryonic origin）：腺性下垂体は，口腔の外胚葉性組織（ectodermal tissue）が上方へ陥入（ラトケ嚢〈Rathke's pouch〉）した構造に由来し，神経性下垂体は，間脳（diencephalon）の神経組織が下方へ増殖した構造に由来するため，両者の組織構造は大きく異なる。
- **視床下部**：内分泌系の中枢である下垂体を制御しているため，内分泌系の調節中枢と考えられる。
- **血液供給**：腺性下垂体は直接的な血液供給を受けていない。その機能的意義は，視床下部から分泌された調節性ホルモンを腺性下垂体に送ることによって下垂体前葉の内分泌機能を制御している。そのため，腺性下垂体は視床下部の正中隆起に存在する下垂体門脈系の二次毛細血管網を介した血液供給を受ける（図12-1）。

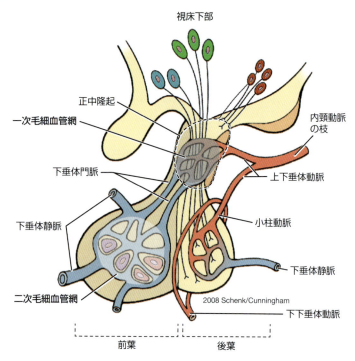

図 12-1：下垂体への血液供給

記憶術

GPA and My FLAT B

このフレーズは，腺性下垂体の2種類の色素親和性細胞とその分泌ホルモンを覚える際に有用である。

- Growth hormone and Prolactin from Acidophil（成長ホルモンとプロラクチンは酸好性細胞から分泌）
- MSH, FSH, LH, ACTH, and TSH from Basophil（MSH, FSH, LH, ACTH, TSH は塩基好性細胞から分泌）

臨床との関連事項

- **下垂体腺腫**（pituitary adenomas）：腺性下垂体部の良性腫瘍。下垂体前葉ホルモンの産生が減少または増加する可能性があるため，様々な種類，様々な程度の症状を示す。

- **クッシング病**(Cushing disease)：ACTH 産生増大による副腎からのコルチゾル分泌増加によって，体幹と顔に特徴的な体重増加像を示すとともに様々な症状を生じる。
- **巨人症**(gigantism)：骨端軟骨板の石灰化前に成長ホルモンの増大が生じ，平均値以上の高身長を示す病態。
- **先端巨大症**(acromegaly)：骨端軟骨板の石灰化後に成長ホルモンの増大が生じ，顔面骨，手，足，内臓の肥大を示す病態。
- **尿崩症**(diabetes insipidus)：腫瘍が脳あるいは神経性下垂体に影響を与えると，ADH の分泌減少を引き起こし，多尿，多飲，その他，脱水に関連する様々な合併症を生じる病態。

副腎(adrenal gland)		
構造	機能	存在部位
肉眼解剖学的特徴		
両側性に存在する三角形状の内分泌腺		左右それぞれの腎臓上部
1. 被膜：密性結合組織	1. 器官を包み，保護支持する	1. 器官最外層部
実質部は 2 部が区別される	ホルモンを産生し血中に分泌	
2. 皮質：わずかに細胞成分の多い外層部	2. ステロイドホルモン：電解質コルチコイド，糖質コルチコイド，男性ホルモンの分泌	2. 被膜の深層部
3. 髄質：疎に配列するクロム親和性細胞を含む器官中核部	3. カテコールアミンの分泌	3. 副腎中核部
組織学的特徴		
皮質は 3 層が区別される	ホルモンの産生，分泌	

(続く)

副腎

構造		機能	存在部位
組織学的特徴			
4. 球状帯(glomerulosa)：錐体状細胞が楕円状に配列	① ④ ⑤	4. 電解質コルチコイド(mineralocorticoid)：主にアルドステロン(aldosterone)を分泌し，腎臓ネフロンの遠位尿細管におけるNa^+, K^+, 水の再吸収および分泌を調節	4. 被膜直下の薄い皮質最外層部
5. 束状帯(fasciculata)：空胞状の細胞質を持つ大型多角体形細胞。長い直線状の細胞索を形成	⑥	5. 糖質コルチコイド(glucocorticoid)：主にコルチゾル(cortisol)を分泌し，糖新生とグルコースの合成を促進	5. 厚い皮質の中間部
6. 網状帯(reticularis)：小型細胞が分岐吻合した細胞索を形成	⑥ ⑦ ③	6. 男性ホルモン(androgen)(性コルチコイド〈gonadocorticoid〉)：主にDHEA(dihydrotestosterone)を分泌	6. 髄質と接する薄層
髄質： 7. クロム親和性細胞(chromaffin cell)：大型明調のシナプス後神経が変化した細胞		7. アドレナリン(adrenaline), ノルアドレナリン(noradrenaline)の分泌	7. 髄質全体

補足事項

髄質は二重の血液供給を受ける。
- 髄質に分布する細動脈から動脈血を受ける。
- 皮質から静脈血を受ける。皮質から分泌されたホルモンは血流にのって，副腎髄質の組織や細胞の機能に影響を与える。

記憶術

Get Facts Right：*Men are Glued to Gonads*

このフレーズは，副腎皮質各層と産生されるホルモンの関係を覚えるのに有用

である。

- Glomerulosa/Fasciculata/Reticularis：Mineralocorticoid/Glucocorticoid/Gonadocorticoid

臨床との関連事項

- **褐色細胞腫**（phechromocytoma）：クロム親和性細胞の腫瘍。過剰なカテコールアミンの産生によって高血圧，不安，消化器系機能障害などの症状を示す。
- **アジソン病**（Addison's disease）：副腎の機能不全による各種の症候群。皮質ステロイドホルモンの減少によって低血圧，過度の色素沈着，疲労，虚弱，体重減少などの症状を示す。

甲状腺（thyroid gland）

構造	機能	存在部位
肉眼解剖学的特徴		
1. 右葉と左葉が甲状腺峡部（isthmus of thyroid）によって連絡	1. 甲状腺ホルモン T_3，T_4 の産生，貯蔵，分泌およびカルシトニンの分泌	1. 気管腹側で甲状軟骨の下方部
2. 結合組織性の被膜と中隔	2. 甲状腺を覆い，実質部を小葉構造に分ける	2. 被膜は甲状腺を覆い，中隔は不規則に甲状腺内部に入り込む
3. ゼラチン様コロイド（colloid）で満たされた様々な大きさの球状濾胞が実質部に形成	3. コロイドの貯蔵，ヨード化，ホルモン産生と分泌	3. 甲状腺実質部全体

（続く）

甲状腺

構造	機能	存在部位
組織学的特徴		
4. 濾胞は立方から扁平の濾胞上皮細胞(follicular cell)からなる	4. コロイドの貯蔵，ヨード化，基礎代謝の調節を行うT_3, T_4ホルモンの産生	4. 濾胞内腔面
5. 傍濾胞細胞(parafollicular cell)(明調細胞〈clear cell〉/C細胞)：小集団または単独で存在	5. 破骨細胞(osteoclast)の機能を抑制し，血中カルシウム濃度を低下させるカルシトニン(calcitonin)の産生	5. 通常，濾胞間の結合組織に存在し，時に濾胞上皮細胞間に存在

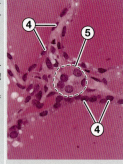

補足事項
組織学的比較

	甲状腺	活動期の乳腺
実質	酸好性のコロイドで満たされた濾胞が存在し導管はみられない	拡張した腺房内腔に小胞が認められる。拡張していない腺房や導管も存在
間質	器官表面に被膜が存在。脂肪細胞やその他の結合組織構成細胞は少ない	被膜を持たない。脂肪細胞やその他の結合組織構成細胞が存在

臨床との関連事項

- **甲状腺機能亢進症**(hyperthyroidism)(中毒性甲状腺腫〈toxic goiter〉/グレイブス病〈Graves' disease〉)(バセドウ病〈Basedow's disease〉)：濾胞上皮細胞に対する自己免疫抗体の刺激によって，甲状腺ホルモンの過剰分泌が生じ，甲状腺肥大，眼球突出，代謝亢進，体重減少，頻脈などの症状を示す。
- **甲状腺機能低下症**(hypothyroidism)：ヨウ素の摂取不足や濾胞上皮細胞にアポトーシスを誘導する自己免疫抗体などによって，甲状腺ホルモンの分泌が減少し，甲状腺肥大，体重増加，精神的/肉体的な倦怠感などの症状を示す。

副甲状腺（上皮小体）（parathyroid gland）

構造		機能	存在部位
肉眼解剖学的特徴			
4個の小さな内分泌器官。結合組織性の被膜と中隔、細胞が密に詰まった実質部で構成される	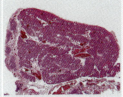	パラトルモン（parathormon）（副甲状腺ホルモン〈parathyroid hormone：PTH〉）の産生、分泌	甲状腺の背側面
組織学的特徴			
1. 主細胞（chief cell）：明調な細胞質と比較的大型の核を持つ。実質の大部分を占める	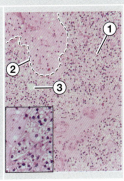	1. PTHの産生、分泌。破骨細胞を間接的に刺激し、血中カルシウム濃度を上昇させる	1. 器官全体に集団または索状に存在
2. 酸好性細胞（oxiphil cell）：酸好性の細胞質と小型暗調核を持つ比較的大型の細胞		2. 不明	2. 器官全体に単独または小集団を形成して散在
3. 脂肪細胞：加齢に伴い増加		3. 脂肪の貯蔵	3. 単独または小集団を形成して散在

臨床との関連事項

- 高カルシウム血症（hypercalcemia）：一般に副甲状腺機能亢進症によって、血中カルシウム濃度が上昇した病態。合併症として、腎臓結石、便秘、嚢胞性線維性骨炎を発症する。

松果体（pineal gland）

構造		機能	存在部位

肉眼解剖学的特徴

小型卵円形の神経性内分泌器官。時に脳砂（brain sand）を肉眼で確認できる場合がある	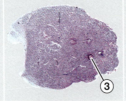	概日リズム（circadian rhythm）の調節を行うメラトニン（melatonin）の産生，分泌	間脳の後方正中延長部

組織学的特徴

1. 松果体細胞（pinealocyte）：明調な細胞質と卵円形核を持つ，神経細胞が変化した細胞	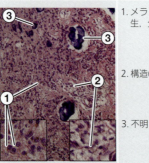	1. メラトニンの産生，分泌	1. 器官全体に存在
2. 神経膠細胞（松果体星状膠細胞〈pineal astrocyte〉）：星状膠細胞に類似		2. 構造の支持	2. 器官全体，特に毛細血管周囲に多い
3. 脳砂（松果体砂）：様々な大きさの石灰化した暗調小体		3. 不明	3. 不規則に散在

補足事項

組織学的比較

	副甲状腺	松果体	前立腺
実質	主細胞，酸好性細胞からなる細胞成分の多い器官で，石灰化した構造は認められない	松果体細胞と神経膠細胞からなる神経組織に類似した器官で，結石（脳砂）が存在	導管を持つ外分泌腺で，分泌部と間質は明瞭に区別される。結石（アミロイド小体〈前立腺石〉）が存在
間質	疎な間質。加齢に伴い脂肪細胞が増加	神経膠細胞とニューロピル（神経線維網）	ほぼ密性結合組織

臨床との関連事項
- **画像診断**：松果体は放射線不透過性の石灰化物質を持つため，CT や X 線画像ではスポット状の点として脳中央部に観察され，脳内の目印として有用である。

男性生殖器系　13

はじめに

男性生殖器系(male reproductive system)は，精子と男性ホルモンの産生を行う2つの精巣，精液を尿道へ運ぶ一連の生殖管，精液の液体成分を分泌する付属生殖腺および交接器官である陰茎で構成される。思春期の性ホルモンの分泌増大が男性の二次性徴を誘導し，精巣での精子発生を開始，発達させる。精子発生は思春期以後一生涯にわたり継続される。

男性生殖器系

精巣(testis)		
構造	機能	存在部位
肉眼解剖学的特徴		
左右一対存在する楕円形の器官 1. 精巣鞘膜(tunica vaginalis)：漿膜により形成された薄く繊細な二重膜 2. 白膜(tunica albuginea)：密性結合組織からなる被膜	精子と男性ホルモンの産生 1. 陰嚢内における精巣の可動性確保と摩擦の軽減を行う 2. 精巣を包み保護する	陰嚢(scrotal sac) 1. 各精巣の前外側部 2. 精巣鞘膜の深層部

(続く)

精巣

構造		機能	存在部位
肉眼解剖学的特徴			
3. 精巣中隔（septa testis）：白膜から実質部に入り込んだ結合組織 4. 精巣縦隔（mediastinum testis）：厚い密性結合組織	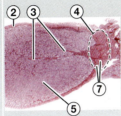	3. 精巣実質部を小葉に分ける 4. 精巣網（rete testis）が存在し、精子が精巣を離れる部位となる	3. 白膜から精巣実質部への伸長部 4. 白膜背側の肥厚部
組織学的特徴			
5. （曲）精細管（convoluted seminiferous tubule）：精上皮（胚上皮）（seminiferous epithelium）（偽重層円柱上皮に類似）で内面を覆われた迂曲した細長い管 a. セルトリ細胞（Sertoli cell）：明瞭な核小体を持つ卵円形から三角形状の正染色性に富む核を持つ細胞境界の不明瞭な背の高い大型細胞	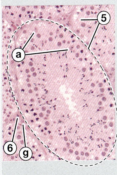	5. 生殖細胞（germ cell）（精細胞〈spermatogenic cell〉）と精子の産生 a. 隣接するセルトリ細胞は互いに密着結合で連結し、精細管を基底側（basal compartment）と管腔側（adluminal compartment）の区画に分け、血液精巣関門を形成。精子発生（spermatogenesis）と精子形成（spermiogenesis）を支持し、細胞断片の貪食を行う	5. 各小葉内 a. 精細管全体に分布。精細管の壁の厚さと同じ細胞長を持つ

（続く）

精巣

構造		機能	存在部位
組織学的特徴			
b. 精祖細胞(spermatogonia)：一様なクロマチン分布を示す小型の球形細胞	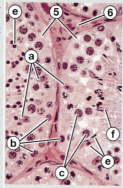	b. 精細胞の幹細胞。細胞分裂を行い，幹細胞の補充を行うとともに，新たな精細胞の産生を行う二倍体細胞	b. 精細管の最も基底側で，セルトリ細胞の密着結合外側部(基底側)に存在
c. 一次精母細胞(primary spermatocyte)：糸状の明瞭な染色体を持つ大型細胞。しばしば細胞分裂中期の状態で観察される		c. 第一減数分裂を行う二倍体細胞	c. セルトリ細胞の密着結合内側部(管腔側)に存在
d. 二次精母細胞(精娘細胞)(secondary spermatocyte)：短時間で第二減数分裂を行い精子細胞となるため，同定するのは困難。小型の球形細胞		d. 第一減数分裂によって形成された一倍体細胞	d. 一次精母細胞よりも内腔に近い部位
e. 精子細胞(spermatid)：様々な形態を示す		e. 第二減数分裂によって形成された一倍体細胞	e. 内腔に近接した部位
f. 精子(spermatozoa)：細胞が伸長し濃縮核と鞭毛を持つ		f. 精子発生における最終分化細胞	f. 精細管や精巣上体管の内腔

(続く)

精巣

構造	機能	存在部位

組織学的特徴

構造	機能	存在部位
6. 精巣間質（interstitium testis）：精細管の間を埋める結合組織	6. 精細管の支持	6. 各精細管の間
g. ライディヒ細胞（Leydig cell）（間細胞〈interstitial cell〉）：正染色性に富んだ球形核と多数の小胞を持つ多角体細胞	g. テストステロン（testosterone）の産生，分泌	g. 精巣間質全体
7. 精巣網（rete testis）：単層円柱上皮を持つ不規則な一連の通路	7. 精子を直精細管から精巣輸出管に送る	7. 精巣縦隔

補足事項

- **精子発生**：減数分裂において，精祖細胞の細胞分裂によって生じた一次精母細胞は，第一減数分裂を行い2つの一倍体である二次精母細胞を生じる。2つの二次精母細胞は，それぞれ第二減数分裂を行い4つの一倍体である精子細胞を生じる。精子細胞は，核の濃縮，大部分の細胞質の脱落，核上部に消化酵素を含む先体帽の形成と鞭毛などを特徴とする精子形成と呼ばれる形態変換を行い精子となる。精子は1日あたり約5,000万個産生される。

図 13-1：精細管—精子発生と血液精巣関門
(From Ross MH, Pawlina W. *Histology : A Text and Atlas*. 6th ed. Baltimore : Lippincott Williams & Wilkins, 2009 : 791.)

- **血液精巣関門**（testis-blood barrier）：隣接するセルトリ細胞間の密着結合によって形成される物理的な障壁であり，これにより精細管は基底側と管腔側の区画に分けられる。精子発生の進行に伴い，遺伝学的に異なる精母細胞は，精細管の管腔側区画に移動し免疫系の攻撃から隔離，保護される（図 13-1）。

生殖管（genital duct）			
構造		機能	存在部位
精巣上体管（epididymis）			
1. コンマ状の配列を示すコイル状の長い管状器官 a. 偽重層円柱上皮（二列円柱上皮）	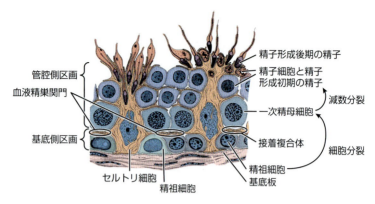	1. 精子の貯蔵，成熟，輸送 a. 液体の分泌と吸収，細胞断片の貪食	1. 精巣後面部 a. 内腔に面する部位

（続く）

生殖管

構造	機能	存在部位
精巣上体管		
b. 不動毛(stereo-cilia)：上皮細胞から内腔側に飛び出した長い微絨毛 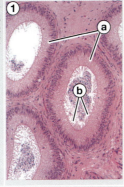	b. 表面積の拡大	b. 上皮細胞内腔面
精管(ductus deferens)		
2. 左右両側に存在する太く長い筋性の管状器官 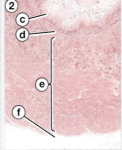	2. 精子を精巣上体管から射精管に運ぶ	2. 精巣上体管尾部から前立腺につながる
c. 不動毛を持つ偽重層円柱上皮(二列円柱上皮)	c. 限定的な分泌と吸収	c. 内腔に面する部位
d. 粘膜固有層：結合組織	d. 粘膜上皮の支持	d. 粘膜上皮の深層部
e. 厚い平滑筋層	e. 収縮により精子を押し出す	e. 精管壁中間部
f. 外膜：疎性結合組織	f. 血管が分布し周囲組織と連絡	f. 精管壁最外層部。周囲の結合組織との融合部

(続く)

生殖管		
構造	機能	存在部位
射精管（ejaculatory duct）		
3. 前立腺内を走行する精管から続く管 g. 単層円柱上皮 h. 粘膜固有層の結合組織は前立腺の結合組織と融合 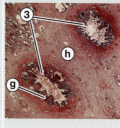	3. 精囊液と精子を混合し尿道前立腺部に運ぶ	3. 前立腺の後上部から入り，尿道前立腺部の中間地点に向かって前立腺を斜めに横切る

補足事項

- **精子発生の理想的な温度**：体温よりも2，3度低い状態が至適。精巣の温度上昇は不妊につながる可能性がある。精巣の低温維持は，陰嚢や精索内で，精巣に向かう動脈の周囲を比較的低温な血液が流れる蔓状静脈叢が取り巻くことによって行われる。また，精索内の精巣挙筋を収縮あるいは弛緩させることによって精巣と身体の距離を調節し，精巣を一定の温度に維持する。陰嚢の肉様膜も同様の機能を持ち，低温時に収縮し，精巣を身体に近づけることによって熱の損失を防ぐ。
- **精子の通路**：（曲）精細管→直精細管→精巣網→精巣輸出管→精巣上体管→射精管→尿道前立腺部→尿道隔膜部→尿道海綿体部。
- **精管切除術**：陰嚢内の精管を切除し切り離すことによって行われる男性避妊のための比較的簡単な外来手術法。精管を切除しているので，精子は切除部位よりも遠位側に到達しない。通常，精液量は手術による影響を受けないが，射精された精液の中に精子は存在しない。

付属生殖腺（accessory genital gland）

構造		機能	存在部位
精嚢（seminal vesicle）			
1. 左右両側に存在しコイル状の管で構成される分泌器官	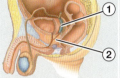	1. 精液の70%を占める乳白色の精嚢液（seminal fluid）を産生	1. 膀胱後壁
a. 粘膜上皮：単層から偽重層円柱上皮まで様々	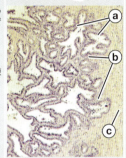	a. 豊富なフルクトース（fructose）を含む分泌液を産生	a. 内腔に面する部位
b. 粘膜固有層：薄い疎性結合組織		b. 粘膜上皮の支持	b. 粘膜上皮の深層部
c. 筋層：平滑筋		c. 収縮により分泌物を射精管に送り出す	c. 粘膜固有層の外側部
前立腺（prostate gland）			
2. 楕円から三角状の分泌器官	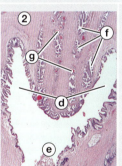	2. 精液の25〜30%を占める前立腺液を産生	2. 膀胱下部
d. 射精管：精管から続く前立腺内の管		d. 精子と精嚢液を尿道前立腺部に運ぶ	d. 前立腺の後上部から入り，尿道前立腺部の中間地点に向かって前立腺内を斜めに横切る

（続く）

付属生殖腺		
構造	機能	存在部位
前立腺		
e. 尿道前立腺部(prostatic urethra):尿道で前立腺内を走行する部位	e. 排尿時は尿,射精時は精液を運ぶ	e. 膀胱から尿道隔膜部(membranous urethra)にかけての前立腺正中部
f. 前立腺終末部(prostatic gland):単層から偽重層円柱上皮の管状胞状腺で構成される	f. 弱アルカリ性の透明な液体を分泌	f. 前立腺全体
g. 前立腺石(prostatic concretion)(アミロイド小体):球形の石灰化した無核構造体	g. 機能は不明。加齢に伴い増加	g. 前立腺終末部内腔

補足事項
前立腺の区分

- **中心域**(central zone):少数の前立腺終末部を含む射精管周囲の領域。炎症やがんの影響を受けることは少ない。
- **辺縁域**(peripheral zone):前立腺終末部の大部分を含む前立腺後外側の中心域周囲の領域。
- **移行域**(transitional zone):少量の前立腺終末部と粘液腺を含む尿道前立腺部周囲の小領域。前立腺肥大症(benign prostatic hyperplasia:BPH)は,この領域の肥大によって生じる。
- **内尿道周囲域**:尿道前立腺部の前外側で,BPH 後期に影響を受ける可能性のある領域。BPH が進行すると尿道を圧迫し尿の流れが悪くなる。
- **線維筋性領域**(線維筋性間質〈fibromuscular zone〉):前立腺の前上方で,交織線維性結合組織と平滑筋からなる前立腺終末部がほぼ存在しない帯状の領域。

臨床との関連事項

- **前立腺肥大症(BPH)**:多くの場合,移行域で発生する。尿道に近接しているため,この領域の肥大は尿道を圧迫し排尿困難を生じる。BPH の発症は,更年期男性が大部分の割合を占める。治療法は症状によって異なり,前立腺の平滑筋を弛緩させる非侵襲性の薬物治療や前立腺肥大部を取り除く外科的処置など様々な選択肢がある。
- **前立腺がん**:男性で最も多いがんの1つであり,多くの場合,辺縁域で発生する。辺縁域は尿道前立腺部から離れているため,腫瘍組織が尿道に到達するような大型化した後期段階になるまで,前立腺がんは排尿に影響を及ぼすことは少ない。前立腺特異抗原(prostate-specific antigen:PSA)の増大を検査することによって,前立腺がんの早期発見が可能である。

陰茎(penis)		
構造	機能	存在部位
肉眼解剖学的特徴		
3つの円柱状の勃起組織(海綿体)で構成される 1. 白膜(tunica albuginea):密性結合組織からなる被膜 2. 陰茎海綿体(corpus cavernosum):左右一対の円柱状勃起組織 3. 尿道海綿体(corpus spongiosum):1つの円柱状勃起組織 　a. 陰茎亀頭(glans penis):尿道海綿体終端の拡張部	排尿(urination),性交(copulation) 1. 各勃起組織(海綿体)を包む被膜を形成 2. 血液で満たされると勃起(erection)を生じる 3. 血液で満たされると勃起を生じる 　a. 陰茎の拡張した先端部を形成	外陰部(external genitalia) 1. 勃起組織(海綿体)の外側部 2. 陰茎背側部 3. 陰茎の正中腹側部 　a. 陰茎先端部

(続く)

陰茎		
構造	機能	存在部位
組織学的特徴		
4. 勃起組織(erectile tissue)(海綿体):内皮細胞によって縁取られた海綿体洞(caverna)	4. 血液で満たされると勃起を生じる	4. 陰茎海綿体と尿道海綿体(訳注:図の部位は海綿体ではない)
5. 尿道海綿体部(陰茎尿道)(penile urethra):偽重層円柱上皮(訳注:上皮の種類は尿道海綿体部の部位によって異なる)	5. 尿と精子を運ぶ	5. 尿道海綿体中央部の端から端までの部分
6. リトル腺(gland of Littre):小型の粘液腺	6. 尿道海綿体部に粘液を分泌	6. 尿道海綿体に散在し,尿道海綿体部に開口

補足事項

- **陰茎の勃起**:副交感神経刺激によって海綿体で平滑筋の弛緩と動脈拡張が生じ,海綿体洞へ急速に血液の流入が起こる。陰茎海綿体と尿道海綿体の海綿体洞が血液で満たされると,海綿体洞からの血液排出路である静脈が海綿体洞と白膜の間で圧迫されるため,血液の排出が妨げられ勃起が生じる。
- **勃起の終了**:交感神経刺激は海綿体の平滑筋と動脈を収縮させ,海綿体洞への血液流入を減少させる。海綿体洞内の圧低下は,圧迫されていた静脈を開放するため,過剰の血液は海綿体洞から排出され勃起は終了する。

臨床との関連事項

- **勃起不全**(erectile dysfunction):心因的な問題,血圧,副交感神経障害に関連する疾患など,多岐にわたる原因により発症する可能性のある勃起の発現あるいはその維持ができない状態。バイアグラの有効成分は,一酸化窒素の効果を増大させることによって海綿体の平滑筋を弛緩させる。神経障害が原因の場合,勃起の発現にバイアグラの治療効果は期待できない。

組織学的比較

	精巣網	精巣上体管	精嚢
上皮	単層立方上皮，密集部分では偽重層円柱上皮に類似する場合もある。不動毛なし	不動毛を持つ偽重層円柱上皮	単層円柱から偽重層円柱上皮まで様々。不動毛なし
粘膜ヒダ	わずか	ほとんどない	発達
管周囲の構造	精巣縦隔の交織線維性結合組織が精巣網を互いに隔てる。すぐ近くに精細管がみられる	ループ状に走行する精巣上体管は，切片状で様々な断面が近接してみられ，管周囲には少量の結合組織が存在	2回以上の分岐したヒダを持つ粘膜がみられ，それぞれの管は中程度に発達した結合組織によって囲まれ隔てられる

女性生殖器系 14

はじめに

女性生殖器系(female reproductive system)は,2つの卵巣,2つの卵管,子宮,腟,外性器および乳腺で構成される。思春期の性腺刺激ホルモン放出ホルモン(gonadotropin releasing hormone:GnRH)の分泌増大により,規則的な卵巣周期と月経周期の開始,乳腺の増殖などを特徴とする二次性徴が誘導される。下垂体ホルモンの影響下で,卵巣は1周期ごとに1個の卵母細胞を排卵し,受精成立後の着床部位となる子宮内膜を最適な構造に変化させる作用を持つ女性ホルモンの産生を行う。受精しなかった場合,卵巣ホルモン(黄体ホルモン)の急激な減少により子宮内膜は剥離し月経となる。50歳付近で卵巣周期と月経周期は終了し閉経する。

女性生殖器系

卵巣(ovary)

構造	機能	存在部位
肉眼解剖学的特徴		
左右一対存在する楕円形からアーモンド形の灰色またはピンク色の器官 1. 皮質:細胞成分が多く,様々な大きさの卵胞を含む灰色からピンク色の層	配偶子形成と女性ホルモンの産生 1. 卵形成と排卵(ovulation),女性ホルモンの産生	骨盤腔の子宮両側 1. 卵巣の外層部

(続く)

卵巣

構造	機能	存在部位
肉眼解剖学的特徴		
a. 胚上皮(germinal epithelium)：単層立方から単層扁平の中皮(漿膜)	a. 卵巣表層を覆う	a. 卵巣最外層部
b. 白膜(tunica albuginea)：交織線維性結合組織	b. 保護被膜の形成	b. 胚上皮の深層部
c. 間質：細胞が密に分布する結合組織	c. 成長過程の卵胞を支持し, 一部の細胞は卵胞膜に分化	c. 皮質全体
d. 卵胞(follicle)：様々な大きさを持つ球状構造体	d. 卵母細胞を支持し, 排卵の準備を行う	d. 皮質全体
2. 髄質：血管神経を多数含む内層	2. 血管や神経が走行	2. 卵巣中央の内層部
卵胞の一般的な特徴		
e. 卵母細胞(oocyte)：大きな核を持つ明調な大型細胞	e. 卵胞の発達に伴って成熟	e. 通常, 卵胞中央部

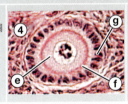

(続く)

卵巣		
構造	機能	存在部位
卵胞の一般的な特徴		
f. 透明帯(zona pellucida)：卵母細胞周囲の厚い透明層	f. 卵母細胞周囲に保護外殻を形成	f. 卵母細胞外側部
g. 卵胞上皮(follicular epithelium)：扁平または立方状の顆粒細胞(顆粒層細胞または顆粒膜細胞〈granulosa cell〉)からなる層	g. 発達中の卵母細胞の保護と支持。エストロゲンの分泌	g. 透明帯外側部
h. 内卵胞膜(theca interna)：間質に由来する卵円形細胞からなる層	h. エストロゲン前駆物質の分泌	h. 顆粒細胞層外側部。厚い基底膜によって顆粒細胞層と隔てられる
i. 外卵胞膜(theca externa)：紡錘形の間質細胞と平滑筋が被膜状の薄層を形成	i. 被膜状構造の形成，排卵時に収縮	i. 内卵胞膜外側部，内卵胞膜との境界は不明瞭
j. 卵胞腔(antrum)：顆粒層内の液体で満たされた腔	j. 卵胞液で満たされ，卵胞内圧の形成，卵胞への栄養供給	j. 二次卵胞(グラーフ卵胞)

(続く)

卵巣

構造		機能	存在部位

卵胞の一般的な特徴

構造		機能	存在部位
k. 放線冠(corona radiate)：グラーフ卵丘で卵母細胞周囲を放射状に取り囲む顆粒細胞集団	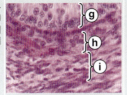	k. 卵母細胞を囲み保護する	k. グラーフ卵胞の透明帯外側部
l. 卵丘(cumulus oophorus)：卵母細胞とこれを囲む顆粒細胞が卵胞腔側に隆起した部位	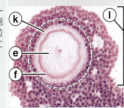	l. 卵母細胞は放線冠の細胞とともに排卵される	l. グラーフ卵胞で顆粒細胞層の卵胞腔への突隆部

卵胞の種類

構造		機能	存在部位
3. 原始卵胞(primordial follicle)：小型の卵母細胞とこれを包む単層扁平な卵胞上皮で構成される透明帯を持たない最も小さな卵胞	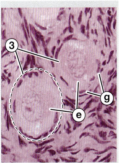	3. 第一減数分裂の途中で停止した卵母細胞を含む	3. 白膜直下の皮質
4. 単層性の一次卵胞(primary follicle)：わずかに大きな卵母細胞とこれを包む単層立方状の卵胞上皮細胞(顆粒細胞)で構成される透明帯を持つ卵胞	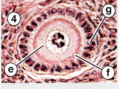	4. 成長過程の卵母細胞を支持する	4-6. 卵胞は成長に伴い皮質深層に移動。大型化に伴い，血液供給の豊富な髄質に接近

(続く)

卵巣		
構造	機能	存在部位

卵胞の種類

5. 多層性の一次卵胞：成長過程の卵母細胞と2層以上の立方型顆粒細胞および内卵胞膜で構成される	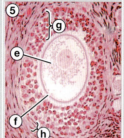	5. 成長過程の卵母細胞を支持する。顆粒細胞は細胞分裂によって増殖し，卵胞を大型化する	
6. 二次卵胞(secondary follicle)(胞状卵胞〈antral follicle〉)：卵胞液で満たされた卵胞腔を持ち，内・外卵胞膜が存在	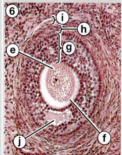	6. 成長過程の卵母細胞を支持する。卵胞液は一カ所に集まり，大型化した卵胞内のすべての細胞に栄養を供給する。エストロゲン産生	
7. グラーフ卵胞(Graafian follicle)(成熟卵胞〈mature follicle〉)：1つの大きな卵胞腔，卵丘(放線冠)および明瞭な内・外卵胞膜を持つ	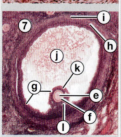	7. 成長過程の卵母細胞を支持する。排卵直前に第一減数分裂を完了し，排卵後，第二減数分裂中期で停止。卵胞内圧の形成，エストロゲンの産生増大，排卵の準備	7. 卵胞の大型化に伴い白膜に近接し，排卵直前に腹膜腔側に突隆

(続く)

卵巣

構造		機能	存在部位
黄体(corpus luteum)			
排卵後の卵胞によって形成される入り組んだ構造を持つ比較的大きな黄色器官	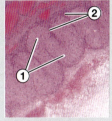	エストロゲンとプロゲステロンの分泌	排卵部付近
1. 顆粒層黄体細胞(granulosa lutein cell)：卵胞の顆粒細胞に由来する正染色性に富んだ大型核と大量の細胞質を持つ伸長した多角体形の細胞。黄体の大部分を占める	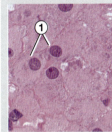	1. 性ホルモンの前駆体を変換しエストロゲンとプロゲステロンの産生，分泌を行う	1. 黄体全体
2. 卵胞膜黄体細胞(theca lutein cell)：内卵胞膜の細胞に由来する楕円または紡錘形の小型細胞	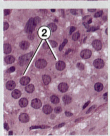	2. プロゲステロンとアンドロゲンの産生	2. 黄体の顆粒層黄体細胞辺縁部および顆粒層黄体細胞が形成するヒダの間
白体(corpus albicans)			
交識線維性結合組織に類似した小型白色の集塊構造	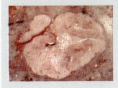	変性した黄体の遺残物	卵巣皮質全体。加齢に伴い増加

補足事項

- **卵形成**(oogenesis)：胎生早期の発生中に生じる。出生時，約60万～80万の卵細胞が原始卵胞内に存在する。出生後に新たな卵形成は起こらない。思春期まで，すべての卵細胞は第一減数分裂の早期段階で停止し休止状態となる。原始卵胞の多くは，変性などによる卵胞の閉鎖によって失われ，生涯で排卵に至る卵細胞は約400個程度である。

- **減数分裂**：卵細胞では非常に長期の過程である。思春期に卵胞の成熟がはじまると，卵細胞は排卵直前に第一減数分裂を完了し，1つの大きな一倍体(haploid)の卵細胞と1つの非常に小さな極体(polar body)に分裂する(極体はしばしば変性消失)。その後，卵細胞はすぐに第二減数分裂過程に入るが，中期(metaphase)で停止する。精子との受精が成立しないと，第二減数分裂は完了せず，排卵後24時間以内に卵細胞は変性に陥る。

- **受精**(fertilization)：精子が放線冠と透明帯を通過し，精子自身の一倍体の核内容物が卵細胞へ進入することによって行われる。この時点で卵細胞の第二減数分裂が完了し，1つの大きな娘細胞と最終的に3つの非常に小さな極体が生じる。卵細胞と精子の核内容物は融合し，半分は卵細胞，もう半分は精子に由来する46本の染色体を持つ遺伝学的に固有の接合子(受精卵)が形成される。

- **卵巣の胚上皮**は不適切な名称である。当初，卵巣表面を包む中皮は，卵形成が行われる部位だと考えられていたため，胚上皮と名づけられた。その後，真の卵形成は卵巣皮質内で行われることが特定されたが，卵巣表層の上皮は胚上皮と呼ばれ続けた。精巣の胚上皮は精細管壁のことを指すため，男性の場合は不適切な名称ではない。

- **卵巣周期**(ovarian cycle)：下垂体から分泌される卵胞刺激ホルモン(FSH)により開始され，卵胞の成長を誘導する。卵胞の発達に伴うエストロゲン分泌量の増大によって，子宮腺の増殖が刺激され子宮内膜が厚くなる。血中エストロゲン濃度が一定の閾値に達すると，下垂体から大量の黄体形成ホルモン(LH)が放出される。大量のLHは排卵を誘発し，排卵後のグラーフ卵胞は入り組んだ構造を持つ黄体に変化する。黄体は，エストロゲンに加えプロゲステロンを分泌する。プロゲステロンは子宮腺に作用し，子宮に到達した受精卵の着床準備のために栄養豊富な物質の分泌を誘導する。妊娠が成立しなかった場合，黄体は排卵後10～12日で変性に陥るため，血中のエストロゲンおよびプロゲステロン濃度が低下する。これに反応して，子宮内膜は剥離し月経期に入る。受精卵が子宮内膜に着床すると，ヒト絨毛性性腺刺激ホルモン(hCG)の分泌が開始される。このホルモンの作用により，黄体の肥大化

および黄体からのホルモン分泌が引き続き行われ，受精卵の着床した子宮内膜の剥離が阻止される。胎盤が十分にエストロゲンとプロゲステロンを産生する妊娠8週頃まで黄体は機能を維持する。この時点で，黄体は変性しはじめるが，妊娠期間中を通して存在する場合もある。

子宮(uterus)		
構造	機能	存在部位
肉眼解剖学的特徴		
洋ナシ状の骨盤臓器(pelvic organ)	受精卵の着床と胎児の発達を支持	骨盤腔(pelvic cavity)で膀胱と直腸の間の腹膜腔
1. 子宮底部(fundus of uterus)：子宮上部のドーム状の部位	1. 胎児の成長に伴い拡張	1. 子宮上部
2. 子宮体部(body of uterus)：三角形状の子宮主要部	2. 最も多く着床が起こる部位	2. 子宮底部および卵管開口部の下部
a. 子宮腔(cavity of uterus)：子宮体部に存在する腔	a. 胎児が育つ部位	a. 子宮体部中央
3. 子宮頸部(cervix)：細く狭い子宮の下部領域	3. 子宮腔と腟の間を通過する物質の調節	3. 子宮体部の下部
b. 子宮頸管(cervical canal)：子宮頸部に存在する狭い腔	b. 月経産物，胎児，精子が通過	b. 子宮頸部中央を垂直に走行

(続く)

子宮

構造		機能	存在部位

肉眼解剖学的特徴

構造		機能	存在部位
c. 内子宮口(internal os)：子宮頸管の子宮腔への開口部	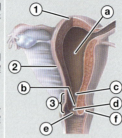	c. 子宮腔と子宮頸管の間を通過する物質の調節	c. 子宮腔への開口部
d. 外子宮口(external os)：子宮頸管の腟への開口部		d. 腟と子宮頸管の間を通過する物質の調節	d. 腟への開口部
e. 子宮腟部(ectocervix)：子宮頸部の腟側への突出部		e. 子宮下部の保護	e. 腟側に突出した子宮最下部
f. 腟円蓋(vaginal fornix)：子宮腟部周囲の凹み		f. 精液の一時的な貯蔵	f. 子宮腟部周囲の凹み

各層の構成

構造		機能	存在部位
1. 子宮内膜(endometrium)：様々な形態の腺を持つ粘膜層	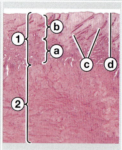	1. エストロゲンとプロゲステロンの作用を受け周期的に変化する	1. 子宮腔に接する子宮壁最内層部
a. 基底層(stratum basale)：子宮内膜の基底部，子宮腺，間質細胞が存在		a. 子宮内膜再生時の基部となり機能層を厚くする	a. 子宮筋層に接する子宮内膜深層部

(続く)

14章 女性生殖器系

子宮

構造	機能	存在部位
各層の構成		
b. 機能層(stratum functionale)：女性ホルモンの影響によって様々な形態を示す。子宮腺と間質細胞が存在	b. 女性ホルモンに反応し，増殖または剥離する	b. 子宮腔に接する子宮内膜浅層部
c. 子宮腺(endometrial gland)：単層円柱上皮からなる単分枝腺	c. 子宮内膜の再生に伴い長く迂曲する。栄養豊富な粘液を分泌	c. 子宮内膜全体
d. 子宮内膜の粘膜上皮：単層円柱上皮（訳注：一部に線毛あり）	d. 子宮腔を裏打ちする	d. 子宮腔に接する子宮内膜最内層部
e. 間質：均一な小型の間質細胞がきわめて多く分布する結合組織	e. 子宮腺の支持。着床の際，脱落膜細胞に変化	e. 子宮内膜全体

（続く）

子宮

構造		機能	存在部位
各層の構成			
2. 子宮筋層（myometrium）：厚い平滑筋層	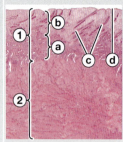	2. 成長する胎児に対応するため増殖肥大する。出産時，強力に収縮し胎児を押し出す	2. 子宮壁の中間層
3. 子宮外膜（perimetrium）：中皮による裏打ち構造		3. 子宮を覆う緩衝材。子宮が動く際，周囲器官との摩擦を減少させる	3. 子宮後部，上部，腹側の小領域
月経周期（menstrual cycle）における子宮内膜の変化			
1. 増殖期：直線状の子宮腺の伸長を伴って，剥離した子宮内膜が徐々に厚くなる	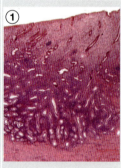	1. 月経期が終了し，エストロゲンの影響によって子宮内膜が徐々に厚くなる	1. 月経周期の5〜14日。月経期の終了後に増殖期がはじまる

（続く）

子宮		
構造	機能	存在部位

月経周期における子宮内膜の変化

2. 分泌期の早期：子宮内膜はさらに厚くなり、子宮腺は迂曲しはじめる。内腔表面は平滑で、腺細胞に核下空胞（subnuclear vacuolation）が存在する場合もある	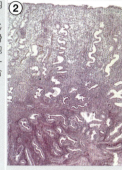	2. プロゲステロンの影響によって、栄養豊富な粘液を子宮腔に分泌しはじめる	2. 排卵直後で月経周期の14〜21日
3. 分泌期の後期：子宮内膜が最も厚くなり、子宮腺は高度に迂曲する。内腔表面は無茎性に盛り上がる。間質浮腫がみられる	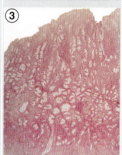	3. プロゲステロンの影響によって、大量の栄養豊富な粘液を分泌し、着床可能な子宮内膜の準備を整える	3. 月経周期の21〜28日。受精卵は月経周期のおよそ21日目に子宮に到達する
4. 月経期：子宮内膜の粘膜上皮は不明瞭となり、機能層は完全に剥離し構造を失う。赤血球が間質にみられる	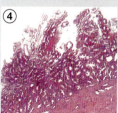	4. エストロゲンとプロゲステロンの欠乏により機能層は剥離し、次の月経周期に向けて子宮内膜は準備に入る	4. 月経周期の0〜5日

（続く）

子宮		
構造	機能	存在部位
子宮頸部(cervix)		
1. 粘膜：薄い。機能層は存在しない。月経期に剥離しない 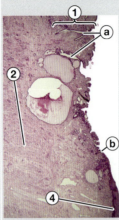	1. 子宮頸管，内・外子宮口の表面を覆う	1. 子宮頸部の最内層部
a. 子宮頸腺(cervical gland)：ほぼ粘液を分泌する大型の分岐した外分泌腺 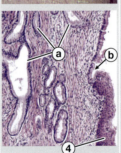	a. 様々な粘性の粘液を分泌。排卵付近では，精子を子宮腔へ移動しやすくするため，水様の粘液分泌が増加	a. 子宮頸部粘膜全体
2. 筋層：大量の膠原線維を含み，平滑筋は散在。出産が近づくと弾性線維が増加	2. 子宮筋層の続き。妊娠中，子宮下部の拡張を制限し，出産時には胎児を通過させる	2. 子宮頸部の中間層。子宮筋層の続き
3. 外膜：結合組織	3. 子宮下部を骨盤底に固定し，つなぎ止める	3. 子宮頸部の最外層部

(続く)

子宮

構造		機能	存在部位
子宮頸部			
4. 子宮腟部(ectocervix)：非角化重層扁平上皮によって覆われる	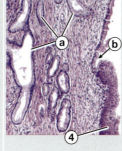	4. 子宮頸部の腟側への突出部	4. 子宮腟部が腟腔に突き出た部位
b. 移行域：上皮の種類が，子宮頸管を覆う単層円柱上皮から子宮腟部を覆う非角化重層扁平上皮に突然変わる部位		b. 上皮の移行部であり，頻繁に異形成変化を生じる可能性を持つため，定期的にパップテストによる検査を行う必要がある	b. 妊娠準備の整っていない時期の女性(思春期前，閉経後)：子宮頸管内部，妊娠可能な時期の女性：外子宮口の外側(腟腔に露出)

卵管(uterine tube)(ファロピーオ管〈Fallopian tube〉)

構造		機能	存在部位
肉眼解剖学的特徴			
1. 漏斗部(infundibulum of uterine tube)：卵管采(fimbriae of uterine tube)を含む漏斗状に拡大した卵管遠位端部	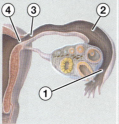	1. 卵巣に覆い被さり，排卵された卵細胞を取り込む	1. 卵管遠位端部，卵巣に近接
2. 膨大部(ampulla of uterine tube)：内側に向かうにつれて狭くなっていく長い管状部		2. 受精が行われる	2. 漏斗部と峡部の間

(続く)

卵管（ファロピーオ管）

構造	機能	存在部位

肉眼解剖学的特徴

構造	機能	存在部位
3. 峡部（isthmus of uterine tube）：狭い筋性の管	3. 受精卵を子宮へ運ぶ	3. 子宮隣接部
4. 子宮部（intramural part of uterine tube）：子宮壁を貫く管状部	4. 受精卵を子宮腔へ運ぶ	4. 子宮壁内部

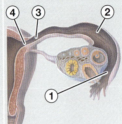

組織学的特徴

構造	機能	存在部位
1. 粘膜：大量の縦走するヒダが存在。ヒダは漏斗部で最も発達し，子宮に近づくに伴い減少	1. ヒダは卵細胞との接触面積を増大させる	1. 卵管内腔面

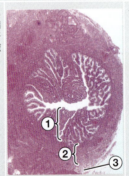

構造	機能	存在部位
a. 粘膜上皮：単層線毛円柱上皮	a. 線毛は受精卵を子宮へ運ぶ流れを形成	a. 内腔面
b. 粘膜固有層：疎性結合組織	b. 粘膜上皮の支持	b. 粘膜上皮の深層部。粘膜ヒダの中核部
2. 筋層：平滑筋層。子宮に近づくに伴い徐々に厚くなる	2. 構造的支持。受精卵を子宮に運ぶために若干収縮	2. 卵管壁中間部。子宮筋層に続く
3. 漿膜：中皮が裏打ち	3. 卵管を包む	3. 卵管壁最外層部。子宮外膜に続く

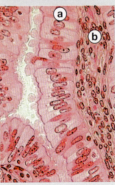

（続く）

腟 (vagina)

構造		機能	存在部位
各層の構成			
1. 粘膜：多数の横走するヒダが存在		1. 性交時，陰茎を受け入れる。一時的な精液の貯留。出産時，産道の一部となる	1. 腟壁最内層部
a. 粘膜上皮：非角化重層扁平上皮		a. 保護層を形成	a. 腟内腔面と接する部位
b. 粘膜固有層：疎性結合組織。腺は存在しない		b. 粘膜上皮を支持	b. 粘膜上皮の深層部
2. 筋層：平滑筋層		2. 性交時，収縮する	2. 腟壁中間部
3. 外膜：交織線維性結合組織		3. 腟に分布する血管神経が走行	3. 腟壁最外層部。会陰部(perineum)で周囲組織の結合組織と融合

臨床との関連事項

- **妊娠検査**：尿中の hCG を検出することによって，早ければ妊娠 10 日目頃より確認可能。
- **妊娠調節**（避妊）：様々なホルモン類似物質，アンタゴニストが避妊のために使用され，その多くはエストロゲンとプロゲステロンの子宮内膜に対する効果を阻害し，子宮内膜に受精卵が着床できないようにする作用を持つ（訳注：避妊薬の作用としては，他に卵胞成熟阻止，排卵抑制などがある）。
- **卵管性の子宮外妊娠**：受精卵が子宮腔へ入らず，卵管に着床することによって生じる疾患。卵管の粘膜は薄いため，受精卵の発達に伴い胎盤はすぐに薄い筋層まで達する。卵管の筋層は成長する受精卵を受け止めることができず，ついには破裂し傷害部位の胎盤組織から大量出血を生じる。このような状況は命にかかわる緊急事態であり，ただちに受精卵が着床した卵管および大量出血部位を緊急手術によって切除する必要がある。
- **癒着胎盤**：成長中の胎児胎盤が子宮筋層へ侵入することによって生じる。癒着胎盤では，出産後に胎盤組織を剥離することが難しく，しばしば胎盤が破裂し大量出血を生じる。癒着胎盤は，子宮筋層が薄く，子宮内膜機能層が最小限あるいはほとんど存在しない子宮頸部近くの子宮内膜へ受精卵が着床することと関連している。

乳腺（mammary gland）

構造		機能	存在部位
内眼解剖学的特徴			
1. 多葉の外分泌腺 　a. 複合管状胞状腺 　b. 終末部（分泌腺房）：単層立方上皮		1. 乳汁の産生, 分泌 　a. エストロゲン, プロゲステロン, オキシトシン, プロラクチンに感受性を持つ 　b. 乳汁の産生	1. 胸部組織 　a. 密性結合組織と脂肪組織に包まれる 　b. 小葉内導管終端部

（続く）

乳腺		
構造	機能	存在部位
肉眼解剖学的特徴		
c. 小葉内導管：二列立方または円柱上皮	c. 終末部からの乳汁を運ぶ	c. 小葉内全体
d. 小葉間導管：二列立方または円柱上皮	d. 小葉内導管からの乳汁を運ぶ	d. 小葉間結合組織
e. 乳管：二列立方または円柱上皮。乳頭付近では重層扁平上皮	e. 小葉間導管からの乳汁を乳頭へ運ぶ	e. 乳頭付近
2. 交織線維性結合組織：各葉の間に小葉間結合組織（中隔）を形成	2. 各乳腺葉を隔て，胸部組織を深層の筋組織に固定する	2. 胸部組織全体
3. 脂肪組織	3. 脂肪の貯蔵，乳腺を隔離し保護する	3. 胸部組織全体
休止期（非活動期）の乳腺		
小型の未発達な腺 a. 少量の終末部 b. 狭い内腔を持つ小葉間導管 2. 交織線維性結合組織が大部分を占める 3. 大量の脂肪組織が存在	乳汁産生能の維持	思春期や妊娠していない成人の女性の胸部組織全体

（続く）

乳腺		
構造	機能	存在部位
活動期の乳腺		
緻密で均一な大型の腺組織 　a. 拡張した内腔を持つ大量の終末部 　b. 大量の小葉内導管 　c. 遠位の小葉間導管 2. 密性結合組織は減少 3. 脂肪組織は減少	腺上皮は分裂増殖し，分泌を行う終末部と導管系を形成	妊娠中の女性の胸部組織
授乳中の乳腺		
よく発達し盛んに分泌を行う腺組織 　a. 拡張した内腔を持つ大量の終末部は，互いに押しあうように増大する 2. 密性結合組織はさらに減少 3. 脂肪組織はさらに減少	活発な分泌を行い，乳汁を乳頭に運ぶ	出産後の女性

臨床との関連事項

- **乳がん**(breast cancer):乳腺からは異なるタイプの様々ながんが発生する。腫瘍組織の由来(導管部由来か終末部由来か)によって,また腫瘍細胞のタイプによって,腫瘍の分子像や性状が異なる場合があるため,正確な診断とそれに応じた特異的な治療が必要である。
  - **非浸潤性乳管がん**(ductal carcinoma in situ:DCIS):乳腺の導管部から発生する腫瘍であり,腫瘍組織が導管内に限局し,導管の基底膜を破って外部に浸潤していないタイプ。
  - **非浸潤性小葉がん**(lobular carcinoma in situ:LCIS):乳腺の小葉(終末部)から発生する腫瘍であり,腫瘍組織が終末部内に限局し,腺上皮の基底膜を破って外部に浸潤していないタイプ。

組織学的比較

	活動期の乳腺	耳下腺	膵臓
終末部	均一な大きさと形を示す。かなり大きな内腔を持ち,単層立方上皮からなる	均一な大きさと形を持つ漿液性の終末部。小型の不明瞭な内腔を持ち,単層立方上皮からなる	均一な大きさと形を持つ漿液性の終末部を持ち,単層立方上皮からなる。内腔は小さく不明瞭。膵臓特有の構造として,明調なランゲルハンス島が存在する
導管	重層立方上皮からなる小葉内導管と小葉間導管	単層立方上皮からなる介在導管。耳下腺特有の構造として線条導管が存在	ほとんどの導管は単層立方上皮からなる。線条導管はみられない
周囲を包む構造	交織線維性結合組織が各小葉を取り囲む。脂肪組織が散在	薄い結合組織性の中隔が小葉を隔てる。脂肪組織はまれ	薄い結合組織性の中隔が小葉を隔てる。脂肪組織はまれ

	授乳中の乳腺	甲状腺	肺
終末部	乳汁を含む大きな内腔を持つ,単層立方上皮からなる終末部が存在。活動期の乳腺と同様の構造で,くすんだ様相を示す	単層扁平または単層立方上皮からなる球状の濾胞が存在し,内腔は均一な酸好性のコロイドで満たされる。明調な傍濾胞細胞が観察される	単層扁平上皮からなる球状の肺胞が観察される
導管	重層立方上皮からなる大きく拡張した複雑な導管	導管は存在しない	単層立方上皮からなる呼吸細気管支や終末細気管支と軟骨を持つ気管支が混在して観察される
間質	薄い密性結合組織が中隔を形成し,小葉を隔てる。脂肪組織は乏しい	密性結合組織からなる被膜が存在	気管支や細気管支の周囲にのみ,密性結合組織が観察される

	腟	食道
粘膜上皮	両器官ともに非角化重層扁平上皮	
粘膜固有層	腺は存在しない	腺が存在
筋層	平滑筋のみ	食道上部 2/3 で骨格筋が存在

特殊感覚器系 15

はじめに

視覚，嗅覚，味覚，聴覚および平衡覚は，特殊感覚器官・受容器によって感知，認識される。眼球は光を取り込み屈折させ，網膜上の受容器へ結像させることに特化した器官である。耳は内耳に存在する聴覚受容器に音波を導くための3つの異なる構造によって構成される。内耳は平衡覚や直線加速度，角加速度の受容にも対応する。味覚は口腔内に存在する味蕾によって受容される（「消化器系」参照）。鼻腔上部に存在する嗅覚受容器が嗅覚情報を受容変換し，中枢神経系（CNS）に伝える（「呼吸器系」参照）。

特殊感覚器系 (special sensory system)

眼球 (eyeball)

構造	機能	存在部位
肉眼解剖学的特徴		
左右両側に存在する球状器官。眼球壁は3層からなる	光を眼球に取り込み，屈折させ，視覚情報を網膜に結像する	頭蓋の眼窩 (orbital cavity)
1. 眼球線維膜 (fibrous tunic)：強靭で緻密な線維からなる厚い層	1. 強靭な眼球外層部を形成	1. 眼球壁最外層部
a. 角膜 (cornea)：眼球線維膜の透明で高い屈折力を持つ部位	a. 眼球に入る光を屈折させる	a. 眼球線維膜の前方1/6の部位

(続く)

眼球

構造		機能	存在部位

肉眼解剖学的特徴

構造		機能	存在部位
b. 強膜(sclera)：眼球線維膜の大部分を占める白色あるいは灰色の厚い層	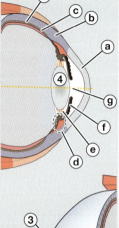	b. 眼球を保護し剛性を与える。外眼筋の付着部位が存在	b. 眼球線維膜の後方5/6の部位
2. 眼球血管膜(vascular tunic)〈ぶどう膜〈uveal tract〉〉：メラニン細胞と血管を含む暗調な薄層		2. 眼球内層への血液供給	2. 眼球線維膜の深層部。眼球壁の中間部
c. 脈絡膜(choroid)：眼球血管膜の大部分を占める暗調な薄層		c. 眼球内に入った光の散乱を抑制	c. 眼球血管膜の後方2/3の部位
d. 毛様体(cilliary body)：眼球血管膜の後眼房側に突出する輪状の肥厚部		d. 眼の遠近調節に関与，眼房水の産生	d. 脈絡膜と虹彩の間で，水晶体と同平面上に存在する眼球血管膜輪状部
e. 小帯線維(zonular fiber)〈チン小帯〈zonular of Zinn〉〉：細い線維束	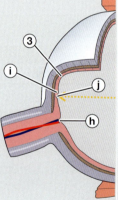	e. 眼の遠近調節過程で，水晶体を緊張または弛緩させる	e. 水晶体辺縁部と毛様体の間

(続く)

眼球

構造	機能	存在部位
肉眼解剖学的特徴		
f. 虹彩(iris)：眼球血管膜前方の周縁部	f. 瞳孔直径の調節	f. 眼球血管膜の前方1/6の部位
g. 瞳孔(pupil)：虹彩中央の開口部	g. 光を眼球内に導く	g. 虹彩中央部
3. 網膜(retina)：黄色味の透明な薄層	3. 光刺激を受容し，CNSに伝達	3. 眼球壁最内層部
h. 視神経円板(視神経乳頭〈optic disc〉)：視神経が眼球を出る網膜のわずかに凹んだ部位	h. 視神経細胞の軸索が眼球を出る部位	h. 中心窩の内側部
i. 黄斑(fovea centralis)：網膜でわずかに薄い領域	i. 鋭敏な視覚情報受容部	i. 瞳孔中央部の延長線上で，視神経円板の外側部
j. 中心窩(macula)：網膜で最も薄い領域	j. 最も鋭敏な視覚情報受容部	j. 黄斑の中央部
4. 水晶体(lens)：透明な楕円体形構造	4. 光を屈折し，中心窩に焦点を合わせる	4. 毛様体突起平面上の中央部
5. 前眼房(anterior chamber)：眼房水(aqueous humor)で満たされる	5. 眼房水を含む	5. 角膜と虹彩の間
6. 後眼房(posterior chamber)：眼房水で満たされる	6. 眼房水を含む	6. 虹彩と水晶体の間
7. 硝子体眼房(vitreous cavity)：ゼリー状の硝子体液で満たされる	7. 硝子体液を含む	7. 水晶体の後方部

眼球線維膜（fibrous tunic）

構造		機能	存在部位
角膜（cornea）			
1. 角膜上皮（corneal epithelium）：多数の自由神経終末が分布する約5層の細胞層からなる非角化重層扁平上皮		1. 角膜の保護，角膜への接触に対し瞬きや涙の分泌を誘導	1. 角膜最表層部
2. ボウマン膜（Bowman's membrane）（前境界板〈lamina limitans anterior〉）：基底膜が変化した厚い無細胞層		2. 角膜の強度を増し，感染の拡大を防止	2. 角膜上皮の深層部
3. 角膜固有層（substantia propria cornea）（角膜間質〈corneal stroma〉）：角膜の90％を占める最も厚い層。平行に配列する膠原線維からなる		3. 角膜の透明性に寄与	3. ボウマン膜とデスメ膜の間

（続く）

眼球線維膜

構造		機能	存在部位
角膜			
4. デスメ膜(Descemet's membrane)(後境界板〈lamina limitans posterior〉):角膜内皮の厚い基底膜		4. 角膜内皮を支持し、角膜内皮と角膜固有層を隔てる	4. 角膜固有層と角膜内皮の間
5. 角膜内皮(corneal endothelium):単層扁平上皮		5. 角膜の代謝に関与	5. 前眼房の眼房水に接する角膜最内層部
角膜縁(limbus cornea)(角膜強膜輪部〈corneoscleral limbus〉)			
			角膜と強膜の移行部
6. 肥厚した角膜上皮		6. 角膜上皮の幹細胞が存在	6. 最表層部
7. ボウマン膜は突然消失する		7. 上皮直下または強膜外側の結合組織に移行	7. 角膜上皮の深層部
8. 小柱網(reticulum trabeculare)(線維柱帯〈trabecular meshwork〉):角膜内皮で縁取られた不規則な間隙(フォンタナ腔〈space of Fontana〉)が存在		8. 眼房水を集め、シュレム管に送る	8. 間質層
9. 強膜静脈洞(scleral venous sinus)(シュレム管〈canal of Schlemm〉):小柱網の間隙(フォンタナ腔)が集束する部位に形成された静脈洞		9. 眼房水の排出	9. 角膜縁全体

(続く)

眼球線維膜

構造		機能	存在部位
強膜(sclera)			
10. 厚く丈夫な交織線維性結合組織。膠原線維束は様々な方向に走行するが、互いに交錯せず平行に配列	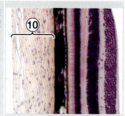	10. 眼球を保護し、眼圧の維持に関与。外眼筋の付着部位が存在	10. 眼球線維膜の後方5/6の部位

補足事項

- **硝子体液**(vitreous humor)：眼球を球形に維持するために必要な眼内圧力を生成するとともに，光が通過できるようにしている。そのため，硝子体液は眼球で最も大切な構造の1つである。
- **眼房水**(aqueous humor)：眼球前方の腔を循環し，血管が分布しない水晶体や角膜に酸素と栄養を供給する。

臨床との関連事項

- **レーシック**：角膜屈折矯正手術によって近視矯正を行う方法。角膜縁で角膜上皮と角膜固有層の間を外科的に切開しフラップを形成，さらに角膜固有層をレーザーで削り取ることによって薄くした後，フラップを元の状態に戻す。フラップは自然に角膜固有層と癒着する。
- **緑内障**(glaucoma)：一般に，シュレム管での眼房水排出が不十分な結果生じる眼圧の上昇した状態。症状が進行すると，高い眼圧によって網膜への血液供給が減少し，失明に至る(訳注：緑内障の原因については不明な点が多いが，〈高い〉眼圧が視神経を物理的に圧迫することによって神経が障害され，視野欠損，失明を生じるのではないかと考えられている)。
- **飛蚊症**(floater)：透明なコイル状の線維様構造が視野に現れる現象であり，硝子体内の線維性タンパク質のもつれや変性などによって生じたものである。飛蚊症の多くは臨床的に問題となることは少なく，加齢に伴い増加する生理的変化である。

記憶術

「ABCDE」の順番は，角膜を構成する5層(角膜上皮，ボウマン膜，角膜固有層，デスメ膜，角膜内皮)を覚える際に便利である。

- Anterior epithelium（角膜上皮）
- Bowman membrane（ボウマン膜）
- Corneal stroma（角膜固有層）
- Descemet membrane（デスメ膜）
- Endothelium（角膜内皮）

眼球血管膜（vascular tunic）

構造	機能	存在部位
虹彩（iris）		
水晶体前方の隔膜	眼球内に入る光量を調節	前眼房と後眼房の間の眼球血管膜前縁部
1. 虹彩支質（stroma iridis）：血管の発達した結合組織	1. 虹彩組織への栄養供給	1. 虹彩の前面部
a. メラニン細胞：暗褐色の細胞	a. 光の吸収。眼の色を決定	a. 虹彩支質に散在
2. 2層の色素上皮層：メラニン顆粒を持つ暗調な細胞層	2. 光の吸収。眼の色に関与	2. 虹彩後面部
3. 瞳孔括約筋（sphincter pupillae）：輪状に配列する平滑筋	3. 収縮により瞳孔の大きさを縮小（縮瞳〈miosis〉）	3. 虹彩支質で瞳孔を環状に取り囲む部位（虹彩先端部）
4. 瞳孔散大筋（dilator pupillae）：放射状に配列する平滑筋	4. 収縮により瞳孔の大きさを拡大（散瞳〈mydriasis〉）	4. 瞳孔括約筋の辺縁で，色素上皮層前方部
5. 瞳孔（pupil）：虹彩中央の開口部	5. 眼球内に光を導く	5. 虹彩中央部
毛様体（ciliary body）		
眼球血管膜の輪状肥厚部	眼房水の産生。眼の遠近調節に関与	虹彩と脈絡膜の間

（続く）

眼球血管膜

構造	機能	存在部位
毛様体		
6. 毛様体突起(ciliary process)：後眼房側に突出する放射状の突起	6. 小帯線維がつながる。眼房水の産生に関与	6. 後眼房への突出部
b. 小帯線維(zonular fiber)(チン小帯〈zonular of Zinn〉)：毛様体突起から水晶体につながる透明の細い線維	b. 水晶体と毛様体をつなぎ，眼の遠近調節に関与	b. 毛様体突起と水晶体辺縁部の間を走行
7. 毛様体筋(ciliary muscle)：平滑筋(走行の異なる3層が存在)	7. 眼の遠近調節に主要な役割を果たす	7. 毛様体内部
脈絡膜(choroid)		
薄いシート状の暗褐色な結合組織	眼球壁への栄養の供給。眼球内での光の反射を防止	強膜と網膜の間
8. メラニン細胞：暗褐色の細胞	8. メラニン顆粒の産生	8. 脈絡膜全体に散在
9. ブルッフ膜(Bruch membrane)：無細胞性の薄層	9. 脈絡膜と網膜の境界部を形成し，網膜を脈絡膜に強く固定	9. 脈絡膜と網膜の間

補足事項

- 虹彩の自律神経支配。
  - **瞳孔括約筋**：副交感神経支配。リラックス時，副交感神経刺激によって瞳孔括約筋は収縮し縮瞳する。
  - **瞳孔散大筋**：交感神経支配。ストレスが多い場合，交感神経刺激によって瞳孔散大筋は収縮し散瞳する。
- **眼の遠近調節**：水晶体の凸性を調節し光を適切に屈折させることによって，中心窩に結像させることが可能となる。眼の遠近調節は毛様体筋の収縮弛緩によって行われる。
  - 近くの物への結像（近見）：毛様体筋が収縮すると，毛様体が水晶体側に隆起し，毛様体に囲まれた開口部の直径が減少するため，小帯線維の緊張が緩み，水晶体は自身の弾性により丸くなる（屈折力増大）。近くの物を見続けると眼が痛くなるのは，毛様体筋の長期の収縮による乳酸の蓄積によるのではないかと考えられる（訳注：乳酸が疲労の原因という説は，現在否定的である）。
  - 遠くの物への結像（遠見）：毛様体筋が弛緩すると，水晶体が存在する毛様体に囲まれた開口部の直径が拡大するため，小帯線維の緊張が高まり，水晶体は辺縁部が引っ張られ扁平化する（屈折力減少）。

臨床との関連事項

- **ぶどう膜黒色腫**：ぶどう膜（眼球血管膜）のメラニン細胞に由来する悪性黒色腫。発生は非常にまれだが，悪性度の高い腫瘍であり，血流を介して肝臓に転移することが多い。腫瘍の大きさとブルッフ膜への浸潤度が，患者の予後に影響を及ぼす因子として重要である。

網膜（retina）		
構造	機能	存在部位
色素上皮層（retinal pigment epithelial layer）		
1. 網膜色素上皮（retinal pigment epithelium）：単層立方上皮	1. 眼球内の過剰な光を吸収し，光が乱反射するのを防止。光感受性の回復。細胞断片の貪食	1. ブルッフ膜と接する網膜最外層部

（続く）

網膜		
構造	機能	存在部位
色素上皮層		
a. 大量の密着帯やギャップ結合が存在	a. 血液網膜関門(blood-retina barrier)の形成	
網膜神経層(neural layer, neural retina)		
光受容細胞，介在神経および神経膠細胞からなる9層	視覚情報を受容しCNSへ伝達	網膜神経層最外層部
2. 光受容部(photoreceptor)(杆状体錐状体層〈layer of rod and cone〉)	2. 光子に反応し活動電位を発生	
3. 外境界層(膜)(exterior limiting membrane)	3. 支持細胞(ミュラー細胞〈Müller cell〉)と視細胞の接着部に形成される薄層	
4. 外顆粒層(outer nuclear layer)：杆状体・錐状体細胞(rod cell and cone cell)の細胞体が存在	4. 杆状体・錐状体細胞の細胞体を含む	
5. 外網状層(outer plexiform layer)：杆状体・錐状体細胞の細胞突起(軸索)と他の神経細胞の樹状突起が存在	5. 杆状体・錐状体細胞と介在神経がシナプスを形成	

(続く)

網膜

構造	機能	存在部位
網膜神経層		
6. 内顆粒層（inner nuclear layer）：介在神経などの細胞体が存在	6. 介在神経などの細胞体を含む（訳注：神経細胞だけでなく、神経膠細胞であるミュラー細胞の核も存在）	
7. 内網状層（inner plexiform layer）：神経突起が存在	7. 介在神経の神経突起が存在し、視神経細胞とシナプスを形成	
8. 神経節細胞層（ganglion cell layer）（視神経細胞層〈ganglion layer of optic nerve〉）：神経節細胞（視神経細胞）の細胞体が存在	8. 神経節細胞の細胞体が存在し視覚情報をCNSへ伝達	
9. 神経線維層（nerve fiber layer）：神経節細胞の神経突起（軸索）が走行	9. 神経節細胞の神経突起（軸索）が走行し視覚情報を脳に伝達	
10. 内境界層（膜）（inner limiting membrane）：ミュラー細胞の基底膜	10. 硝子体腔と網膜の間に形成される無細胞層	最内層部

臨床との関連事項

- 網膜剥離（detached retina）：網膜の色素上皮層と神経層の結合が失われ、2層の間に潜在的空隙が生じた状態。治療法として、眼球内に空気やガスを注入し、その圧によって剥離した神経層を内側から押さえ込み、色素上皮層と再び接着させる。接着するまでは長期間頭部腹臥位の体勢をとり安静にする必要がある。

記憶術

In New Generation It Is Only Ophthalmologist Examines Patient's Retina

このフレーズは、網膜各層を内側から外側の順に覚える際に有効である。

- In(Inner limiting membrane):内境界層,New(Nerve fiber layer):神経線維層,Generation(Ganglion cell layer):神経節細胞層,It(Inner plexiform layer):内網状層,Is(Inner nuclear layer):内顆粒層,Only(Outer plexiform layer):外網状層,Ophthalmologist(Outer nuclear layer):外顆粒層,Examines(Exterior limiting membrane):外境界層,Patient's(Photoreceptor, rod, cone):杆状体錐状体層,Retina(Retinal pigment epithelial layer):網膜色素上皮層

水晶体(lens)

構造		機能	存在部位
肉眼解剖学的特徴			
血管が分布しない両凸で透明な水晶様構造体		光を屈折させ,中心窩に結像させる	後眼房と硝子体の間で,毛様体から伸びる小帯線維によって吊り下げられる
組織学的特徴			
1. 水晶体包(lens capsule):基底膜が変化した厚い膜 2. 水晶体上皮(lens epithelium):単層立方上皮 3. 水晶体線維(lens fiber):水晶体タンパク質(クリスタリン〈crystalline〉)で満たされた細く伸長した扁平構造を持ち,線維は互いに規則正しく配列 ・水晶体後面に上皮は存在しない	① ② ③	1. 水晶体の輪郭を形成し,水晶体を保護する。小帯線維がつながる 2. 水晶体線維の新生 3. 水晶体の透明性と屈折力に関与	1. 水晶体外周部全体 2. 水晶体包の深層で水晶体前面のみに存在 3. 水晶体の大部分を占める

臨床との関連事項

- **白内障**(cataract)：加齢に伴い水晶体の透明性が失われる疾患。白内障患者の不透明な水晶体では，水晶体タンパク質および水晶体線維の組織構築に異常が認められる。極度の視覚機能障害を伴う進行した白内障では，濁った水晶体を眼内レンズ(人工水晶体)に置き換える手術を行う。
- **老視**(老眼〈presbyopia〉)：加齢に伴う水晶体の弾力性喪失と遠近調節力の低下による遠視。水晶体の弾力性が喪失するため，近くの物に焦点を合わすことが難しくなる。

耳(ear)		
構造	機能	存在部位
肉眼解剖学的特徴		
1. 外耳(external ear)：体表から容易に触れることができる部位	1. 集音，音の定位，音波を中耳に伝達	1. およそ目の高さの頭部外側部
a. 耳介(auricle)：様々な形態や大きさのひだを持つ外側への突出部	a. 集音，音の定位	a. 外側への突出部
b. 外耳道(external auditory meatus)：空気で満たされた通路。毛や脂腺(耳道腺)を含む	b. 音波の伝達，異物の捕捉	b. 中耳に向かう外耳内部の管

(続く)

耳

構造		機能	存在部位
肉眼解剖学的特徴			
c. 鼓膜(tympanic membrane)：半透明な薄膜	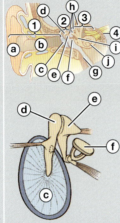	c. 音波によって振動し，力学的エネルギーに変換	c. 外耳と内耳の間
2. 中耳(middle ear)：3つの耳小骨(ossicle)を含む空気で満たされた腔		2. 鼓膜で変換した力学的エネルギーを内耳に伝達	2. 側頭骨錐体部の内部
d. ツチ骨(malleus)：鼓膜に接する小さな耳小骨		d. 力学的エネルギーを鼓膜からキヌタ骨に伝達	d. 鼓膜とキヌタ骨の間
e. キヌタ骨(incus)：3つの耳小骨で最も大型		e. 力学的エネルギーをツチ骨からアブミ骨に伝達	e. ツチ骨とアブミ骨の間
f. アブミ骨(stapes)：卵円窓(oval window)に接する耳小骨		f. 卵円窓を押したり引いたりすることによって内耳を振動させる	f. キヌタ骨と卵円窓の間
g. 耳管(auditory tube)：狭い内腔を持つ扁平な管。中耳内圧を大気圧と等しくするため開口する場合がある		g. 中耳内を適切な気圧に調節	g. 中耳と咽頭鼻部の間

(続く)

耳		
構造	機能	存在部位

肉眼解剖学的特徴

3. 内耳(inner ear)：複雑な形態を持つ構造	3. 聴覚と平衡覚を受容する特殊感覚受容器を含む	3. 側頭骨錐体部の内部で中耳外側に存在
h. 骨半規管(osseous semicircular canal)：骨性の3つの弓状構造	h. 膜半規管(semicircular duct)を含む	h. 中耳背側部
i. 前庭(vestibule)：内耳中央部に存在する卵円形構造	i. 卵形嚢(utriculus)と球形嚢(sacculus)を含む	i. 骨半規管の前内側部
j. 蝸牛(cochlea)：らせん状の骨性外殻	j. 蝸牛管(cochlear duct)を含む	j. 中耳内側部
4. 内耳神経(vestibulocochlear nerve)	4. 特殊感覚情報をCNSへ伝達	4. 蝸牛, 骨半規管, 前庭と脳の間を走行

臨床との関連事項

- **中耳炎**(middle ear infection)：成人の耳管は通常内腔の潰れた約 3.5 cm の長さを持つ。一方, 幼児の耳管は極端に短く, 咽頭からの感染は容易に耳管を通して中耳に広がるため, 中耳炎になりやすい。
- **伝音性難聴**(conducting hearing loss)：内耳以外の伝音路の機能障害によって生じる。中耳炎, 過剰な耳垢, 耳硬化症などによる外耳や中耳の構造的変性によって生じる。伝音性難聴は薬物や外科手術によって治療可能な場合がある。
- **感音性難聴**(sensorineural hearing loss)：内耳の感覚受容器, 蝸牛神経を含む聴覚伝導路の損傷または機能障害によって生じる。感音性難聴は難聴の90%を占める。人工内耳は特定の患者で聴覚機能の回復に役立つ場合がある。

内耳 (inner ear)		
構造	機能	存在部位
骨迷路 (bony labyrinth)		
内耳外層を形成する骨性の外殻。内部に外リンパ液 (perilymph) に浮かぶ膜迷路を含む	膜迷路を外部から隔離，保護	内耳外層部
1. 骨半規管：異なる平面上に存在する3つの弓状構造	1. 膜半規管を含む	1. 中耳の後方部
2. 前庭：卵円形の拡張部	2. 卵形嚢と球形嚢を含む	2. 骨半規管の前内側部
3. 蝸牛：カタツムリの殻様のらせん状構造	3. 蝸牛管を含む	3. 中耳内側部
膜迷路 (membranous labyrinth)		
骨迷路内の外リンパ液に浮かぶ一続きの薄く繊細な半透明膜からなる管状構造。内リンパ液 (endolympha) で満たされ，特殊感覚受容器を含む	内リンパ液を含み，聴覚および平衡覚を受容する特殊感覚受容器を持つ	骨迷路の外リンパ液内に存在
4. 膜半規管：3つの弓状の管	4. 角運動の受容	4. 骨半規管内部
a. 膨大部稜 (cristae ampullaris)：感覚有毛細胞 (sensory hair cell) を持つ肥厚した上皮隆起部	a. 感覚有毛細胞が存在	a. 各膜半規管の基部

(続く)

内耳

構造	機能	存在部位
膜迷路		
b. クプラ（小帽）(cupula)：ゼリー状物質	b. クプラに埋まる有毛細胞の感覚毛が曲がることによって活動電位が発生	b. 各膨大部壁の肥厚部
5. 卵形嚢(utriculus)：拡張した卵円形の袋状構造	5. 水平方向の直線加速度運動を受容	5. 前庭内に存在。膜半規管と後外側壁で連絡
c. 平衡斑(macula statica)：肥厚した上皮隆起部	c. 感覚有毛細胞が存在	c. 卵形嚢壁の肥厚部
d. 平衡砂膜(otolithic membrane)：結晶状粒子（耳石〈otolith〉または平衡砂〈statoconia〉）を含むゼリー状の膜	d. 平衡砂膜に埋まる有毛細胞の感覚毛が曲がることによって活動電位が発生	d. 平衡斑の上部に存在
6. 球形嚢(sacculus)：平衡斑と平衡砂膜を持つ拡張した球形の袋状構造	6. 垂直方向の（加速度）運動を受容	6. 前庭内に存在。蝸牛管に近接
7. 蝸牛管(cochlear duct)（中央階〈scala media〉）：2.5 回転した細い管	7. 聴覚の受容	7. 蝸牛内
e. 前庭膜(vestibular membrane)（ライスナー膜〈Reissner membrane〉）：隣接する 2 つの単層扁平上皮と上皮間の基底膜で構成される	e. 蝸牛管の天井部を形成	e. 蝸牛管の最上層部

（続く）

内耳		
構造	機能	存在部位
膜迷路		
f. 基底板(basilar membrane)：基底板上にコルチ器が存在し，基底板下方は結合組織性の細胞層である	f. 蝸牛管の基底部を形成。コルチ器が存在	f. 蝸牛管底層部
g. コルチ器(organ of Corti)：2種類の有毛細胞と支持細胞からなる	g. 感覚有毛細胞が存在	g. 蝸牛管の端から端まで伸びる基底板上に存在
h. 蓋膜(tectorial membrane)：ゼラチン様物質からなる板状構造	h. 聴覚刺激を受容し活動電位を発生する内有毛細胞は，蓋膜と直接接していない〈内有毛細胞の感覚毛は蓋膜に埋まっていない〉。蓋膜と内有毛細胞の感覚毛との間の非常に狭い間隙に発生する内リンパ液のずり応力によって感覚毛が曲がり，活動電位が発生	h. 蝸牛管内に存在し，コルチ器の外有毛細胞と接する
8. 前庭階(scala vestibule)：外リンパ液で満たされた前庭膜上方の腔	8. 卵円窓から蝸牛孔への音波エネルギーを伝導	8. 蝸牛壁と前庭膜の間

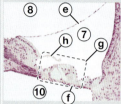

（続く）

内耳		
構造	機能	存在部位
膜迷路		
9. 蝸牛孔(helicotrema)：前庭階と鼓室階を連絡する部位。外リンパ液で満たされる	9. 音波エネルギーを伝達する前庭階と鼓室階を連絡する外リンパ液で満たされた空間	9. 蝸牛管先端部
10. 鼓室階(scala tympani)：基底板下方の外リンパ液で満たされた腔	10. 音波エネルギーが蝸牛孔から正円窓(round window)に伝導する過程で基底板を振動させる	10. 蝸牛壁と基底板の間

図の出典

断りのないかぎり，本書で使用されたすべてのデータは，Lippincott Williams & Wilkins が著作権を有する。

1章

Page 2, top to bottom Cui D. *Atlas of Histology with Functional and Clinical Correlations,* 2011, Fig. 2-8B, p. 21; Eroschenko VP. *diFiore's Atlas of Histology with Functional Correlations,* 12th ed., 2013, Fig. 1.2, p. 4; Eroschenko, Fig. 1.2, p. 4; Courtesy of Lisa M. J. Lee, PhD, Department of Cell and Developmental Biology, University of Colorado School of Medicine.

Page 3 Ross MH, Pawlina W. *Histology: A Text and Atlas,* 6th ed., 2011, Fig. 2.45, p. 60.

Page 4, top to bottom Cui, Fig. 2-8A, p. 21; Cui, Fig. 3-1A, p. 19; Eroschenko, Fig. 2.6, p. 25.

Page 5, top to bottom Eroschenko, Fig. 2.10, p. 29; Eroschenko, Fig. 2.7, p. 27; Cui, Fig. 3-1A, p. 19.

Page 6, top to bottom Cui, Fig. 2-2, p. 15; Ross, Fig. 2.46, p. 61; Ross MH, Pawlina W. *Histology: A Text and Atlas,* 6th ed., 2011, Fig. 2.49, p. 63.

Page 7, top to bottom Ross MH, Pawlina W. *Histology: A Text and Atlas,* 6th ed., 2011, Fig. 2.40, p. 58; Ross, Fig. 2.55, p. 70; Ross, Fig. 2.52, p. 69.

Page 8, top to bottom Cui, Fig. 2-8B, p. 21; Ross, Fig. 2.45, p. 60; Ross, Fig. 1.4, p. 8.

Page 9, top to bottom Gartner LP, Hiatt JL. *Color Atlas of Histology,* 5th ed. 2009, Fig. 2, p. 45; Gartner, Fig. 1, p. 21.

2章

Page 11, top to bottom Cui, Fig. 2-6A, p. 19; Ross, Fig. 5.22, p. 133.

Page 12, top to bottom Ross, Fig. 5.28, p. 138; Cui, Fig. 3-1A, p. 29.

Page 13 Cui, Fig. 3-1A, p. 29.

Page 14, top to bottom Cui, Fig. 3-1A, p. 29; Cui, Fig. 3-11B, p. 39; Cui, Fig. 3-11A, p. 39; Cui, Fig. 3-11C.

Page 15 Cui, Fig. 3-1A, p. 29.

Page 16, top to bottom Cui, Fig. 3-1A, p. 29; Gartner, Fig. 2, p. 367; Gartner, Fig. 2, p. 255; Gartner, Fig.3, p. 239.
Page 17, top to bottom Gartner, Fig. 2, p. 41; Gartner, Fig. 4, p. 47; Cui, Fig. 3-1A, p. 29; Gartner, Fig. 4, p. 351.
Page 18 Cui, Fig. 3-20A, p. 50.
Page 19, top to bottom Cui, Fig. 3-21B, p. 51; Cui, Fig. 3-22B, p. 51, Gartner, Fig. 4, p. 241.
Page 20, top to bottom Cui, Fig. 3-24B, p. 52; Cui, Fig. 3-25B, p. 53; Cui, Fig. 3-26, p. 53; Gartner, Fig. 1, p. 323.
Page 21, top to bottom Cui, Fig. 3-18A, p. 48; Cui, Fig. 3-28B, p. 54.
Page 22, top to bottom Cui, Fig. 15-13B, p. 295; Cui, Fig. 17-10B, p. 336; Cui, Fig. 3-5A, p. 33.

3章

Page 24 Cui, Fig. 4-3A, p. 62.
Page 25, top to bottom Cui, Fig. 4-3A, p. 62; Cui, Fig. 4-2F, p. 61; Cui, Fig. 4-2C, p. 61.
Page 26, top to bottom Cui, Fig. 4-3A, p. 62; Cui, Fig. 4-3A, p. 62; Cui, Fig. 4-2D, p. 61; Cui, Fig. 4-3A, p. 62.
Page 27, top to bottom Cui, Fig. 4-3A, p. 62; Cui, Fig. 4-5B, p. 64; Cui, Fig. 4-11B, p. 67.
Page 28 Cui, Fig. 4-5B, p. 64.
Page 29, top to bottom Cui, Fig. 4-5B, p. 64; Cui, Fig. 4-3A, p. 62.
Page 30, top to bottom Cui, Fig. 4-3A, p. 62; Cui, Fig. 4-6B, p. 64.
Page 31, top to bottom Cui, Fig. 4-6B, p. 64; Cui, Fig. 4-13A, p. 69; Eroschenko, Fig. 5.10, p. 81.
Page 32, top to bottom Cui, Fig. 4-20A, p. 76; Gartner, Fig. 4, p. 59.
Page 33, top to bottom Cui, Fig. 4-18A, p. 74; Ross, Fig. 9.5, p. 267.
Page 34 Gartner, Fig. 2, p. 59.
Page 35 Cui, Fig. 5-2C, p. 83.
Page 36 Gartner, Fig. 4, p. 81.
Page 37, top to bottom Gartner, Fig. 1, p. 83; Eroschenko, Fig. 7.8, p. 119.
Pages 38 and 39 Gartner, Fig. 4, p. 83.
Page 40, top to bottom Cui, Fig. 5-10B, p. 92; Ross, Fig. 8.1, p. 220.
Page 41, top to bottom Ross, Fig. 8.1, p. 220; Cui, Fig. 5-8, p. 90; Gartner, Fig. 1, p. 85.
Page 42, top to bottom Cui, Fig. 5-8, p. 90; Gartner, Fig. 2, p. 85.
Page 43, top to bottom Cui, Fig. 5-8, p. 90; Gartner, Fig. 1, p. 85; Gartner, Fig. 4, p. 85.
Page 44, top to bottom Cui, Fig. 5-14A, p. 96; Gartner, Fig. 4, p. 83.
Page 45, top to bottom Gartner, Fig. 4, p. 83; Gartner, Fig. 2, p. 109.
Page 46 Cui, Fig. 5-10B, p. 92.
Page 47 Asset provided by Lisa M.J. Lee, PhD, University of Colorado School of Medicine.

4章

Page 49, top to bottom Cui, Fig. 6-3A, p. 103; Cui, Fig. 6-8B, p. 108.
Page 50, top to bottom Cui, Fig. 6-10B, p. 110; Ross, Fig. 11.2b, p. 312.
Page 51 Cui, Fig. 6-4A, p. 104.
Page 52, top to bottom Cui, Fig. 6-4B, p. 104; Cui, Fig. 6-5A, p. 105.
Page 53, top to bottom Cui, Fig. 6-5B, p. 105; Cui, Fig. 6-4A, p. 104; Cui, Fig. 6-4B, p. 104.
Page 54, top to bottom Gartner, Fig. 2, p. 127; Cui, Fig. 6-6B, p. 106.
Page 55 Ross, Fig. 11.3, p. 313.
Page 56 Gartner, Fig. 2, p. 135.
Page 57, top to bottom Cui, Fig. 6-9, p. 109; Ross, Fig. 11-15, p. 328.
Page 58, top to bottom Cui, Fig. 6-10B, p. 110; Cui, Fig. 6-13A, p. 113.

5章

Page 60 Cui, Fig. 7-2A, p. 119.
Page 61 Ross, Fig. 12.1, p. 354.
Page 62 Gartner, Fig. 1b, p. 155.
Page 63 Cui, Fig. 7-1B, p. 118.
Page 64 Gartner, Fig. 3, p. 147.
Page 65, top to bottom Ross, Fig. 12.22, p. 374; Gartner, Fig. 4, p. 155; Gartner, Fig. 2, p. 155; Gartner, Fig. 4, p. 153.
Pages 66 and 67 Cui, Fig. 4-6B, p. 64.
Page 68 Cui, Fig. 7-10A, p. 127.
Page 69, top to bottom Cui, Fig. 7-10A, p. 127; Cui, Fig. 7-11A, p. 128.
Page 70, top to bottom Cui, Fig. 7-11B, p. 128; Cui, Fig. 7-9A, p. 126.
Page 71, top to bottom Cui, Fig. 7-9A, p. 126; Cui, Fig. 7-9B, p. 126.
Page 72 Gartner, Fig. 2, p. 155.
Page 73, top to bottom Gartner, Fig. 2, p. 155; Gartner, Fig. 3, p. 155.
Page 74, top to bottom Gartner, Fig. 3, p. 155; Gartner, Fig. 3, p. 153.
Page 75, top to bottom Gartner, Fig. 1, p. 153; Cui, Fig. 7-15B, p. 132.
Page 76 Cui, Fig. 7-2C, p. 119.
Page 77 Ross, Fig. 12.3, p. 356.
Page 78 Ross, Fig. 12.33, p. 387.

6章

Page 81 Cui, Fig. 8.2A, p. 138.
Page 82, top to bottom Cui, Fig. 8.5A, p. 141; Cui, Fig. 8.4A, p. 140; Cui, Fig. 8.4B, p. 140; Cui, Fig. 8-7A, p. 143.

Page 83, top to bottom Cui, Fig. 8-7B, p. 143; Cui, Fig. 8.2A, p. 138.
Page 84 Ross, Fig. 10.3, p. 272.
Page 85 Cui, Fig. 9-2, p. 159.
Page 86, top to bottom Cui, Fig. 9-2, p. 159; Ross, Fig. 13.4, p. 402.
Page 87, top to bottom Gartner, Fig. 1, p. 175; Cui, Fig. 9-3C, p. 160.
Page 88 Gartner, Graphic 8-1, p. 162.
Page 89, top to bottom Gartner, Graphic 8-1, p. 162; Cui, Fig. 9-7B, p. 164.
Page 90, top to bottom Gartner, Fig. 1, p. 169; Cui, Fig. 9-8C, p. 164.
Page 91, top to bottom Cui, Fig. 9-10B, p. 167; Gartner, Fig. 2, p. 173.
Page 92, top to bottom Eroschenko, Fig. 10.3, p. 223; Cui, Fig. 9-13B, p. 170; Eroschenko, Fig. 10.4, p. 223.
Page 93, top to bottom Cui, Fig. 9-14B, p. 171; Cui, Fig. 9-14B, p. 171.
Page 94, top to bottom Gartner, Fig. 2, p. 173; Cui, Fig. 9-17C, p. 174.
Page 95 Cui, Fig. 9-17C, p. 174.

7章

Page 97 Gartner, Fig. 3, p. 311.
Page 98 Gartner, Fig. 4, p. 195.
Page 99, top to bottom Ross, Fig. 14.15a, p. 460; Ross, Fig. 14.15b, p. 460.
Page 100, top to bottom Cui, Fig. 10-8A, p. 189; Eroschenko, Fig. 13.7, p. 293.
Page 101 Eroschenko, Fig. 13.7, p. 293.
Page 102, top to bottom Cui, Fig. 10.10, p. 191; Cui, Fig. 10.11A, p. 192.
Page 103 Cui, Fig. 10.11B, p. 192.
Page 104 Cui, Fig. 10.10, p. 191.
Page 105, top to bottom Gartner, Fig. 1, p. 199; Cui, Fig. 10-13B, p. 194.
Page 106 Cui, Fig. 10-13C, p. 194.
Page 107, top to bottom Cui, Fig.10-14A, p.195; Gartner, Fig.2. p.201.
Page 108, top to bottom Gartner, Fig. 2, p. 201; Cui, Fig. 10-14C, p. 195.

8章

Pages 110 and 111 Cui, Fig. 13-3B, p. 246.
Page 112 Gartner, Fig. 3, p. 239.
Page 113 Gartner, Fig. 2, p. 239.
Page 114, top to bottom Ross, Fig. 15.12, p. 503; Gartner, Fig. 3, p. 243.

Page 115 Gartner, Fig. 2, p. 241.
Page 116, top to bottom Cui, Fig. 13-10C, p. 253; Cui, Fig. 13-11A, p. 254.
Page 117, top to bottom Cui, Fig. 13-9A, p. 252; Cui, Fig. 13-9B, p. 252.
Page 118 Ross, Fig. 15, p. 510.

9章

Page 120, top to bottom Gartner, Fig. 4, p. 283; Gartner, Fig. 3, p. 283.
Page 121, top to bottom Gartner, Fig. 1, p. 281; Cui, Fig. 14-5B, p. 263; Cui, Fig. 14-5C, p. 263; Cui, Fig. 14-6B, p. 264.
Page 122, top to bottom Cui, Fig. 14-6A, p. 264; Cui, Fig. 14-6B, p. 264; Cui, Fig. 14-12B, p. 271; Gartner, Fig. 3, p. 275.
Page 123, top to bottom Cui, Fig. 14-12B, p. 271; Gartner, Fig. 3, p. 275.
Page 124, top to bottom Gartner, Fig. 1, p. 277; Cui, Fig. 16-3A, p. 309; Cui, Fig. 16-4A, p. 310.
Page 125, top to bottom Cui, Fig. 16-7A, p. 313; Cui, Fig. 16-5A, p. 313; Cui, Fig. 16-5A, p. 313.
Page 126, top to bottom Cui, Fig. 16-5A, p. 313; Cui, Fig. 16-8A, p. 314.
Page 127, top to bottom Cui, Fig. 16-8B, p. 314; Eroschenko, Fig. 14.3, p. 317.
Page 128, top to bottom Eroschenko, Fig. 14.3, p. 317; Cui, Fig. 15-14A, p. 296.
Page 129, top to bottom Eroschenko, Fig. 14.3, p. 317; Cui, Fig. 15-14C, p. 296.
Page 130 Eroschenko, Fig. 14.3, p. 317.
Page 131, top to bottom Gartner, Fig. 1, p. 301; Gartner, Fig. 2, p. 301.
Page 132, top to bottom Gartner, Fig. 3, p. 301; Eroschenko, Fig. 14.7, p. 323.
Page 133 Ross, Fig. 17.5, p. 574.
Page 134, top to bottom Ross, Fig. 17.5, p. 574; Ross, Fig. 17.7, p. 575; Gartner, Fig. 3, p. 305.
Page 135, top to bottom Gartner, Fig. 3, p. 305; Eroschenko, Fig. 14.10, p. 329; Eroschenko, Fig. 14.10, p. 329.
Page 136, top to bottom Ross, Fig. 17.17, p. 589; Eroschenko, Fig. 15.3, p. 349.
Page 137, top to bottom Eroschenko, Fig. 15.3, p. 349; Cui, Fig. 15-12A, p. 294; Cui, Fig. 15-13B, p. 295.
Page 138, top to bottom Gartner, Fig. 2, p. 191; Eroschenko, Fig. 15.2, p. 347.
Page 139, top to bottom Gartner, Fig. 1, p. 309; Cui, Fig. 15-15B, p. 297.

Page 140 Cui, Fig. 15-15C, p. 297.
Page 141 Ross, Fig. 17.27, p. 598.
Page 142, top to bottom Cui, Fig. 15-17A, p. 299; Eroschenko, Fig. 15.10, p. 357.
Page 143, top to bottom Cui, Fig. 15-19A, p. 301; Cui, Fig. 15-19B, p. 301.
Page 145, top to bottom Cui, Fig. 16-1, p. 318; Cui, Fig. 16-12A, p. 307.
Page 146, top to bottom Cui, Fig. 16-12A, p. 307; Gartner, Fig. 4, p. 327; Gartner, Fig. 2, p. 327.
Page 147 Gartner, Fig. 1, p. 328.
Page 148 Gartner, Fig. 2, p. 328.
Page 149 Gartner, Plate 15-3, p. 326.
Page 150, top to bottom Cui, Fig. 16-15A, p. 321; Gartner, Fig. 3, p. 329.
Page 151 Cui, Fig. 16-15A, p. 321.
Page 152, top to bottom Cui, Fig. 16-15A, p. 321; Cui, Fig. 16-10A, p. 316.
Page 153 Eroschenko, Fig. 16.13, p. 383.

10章

Page 155 Cui, Fig. 11-3A, p. 205.
Page 156, top to bottom Gartner, Fig. 2, p. 257; Cui, Fig. 11-4B, p. 206.
Page 157, top to bottom Gartner, Fig. 5, p. 255; Gartner, Fig. 4, p. 81; Gartner, Fig. 1, p. 83.
Page 158 Cui, Fig. 11-6A, p. 208.
Page 159, top to bottom Cui, Fig. 11-6A, p. 208; Cui, Fig. 11-6B, p. 208.
Page 160, top to bottom Cui, Fig. 11-8A, p. 210; Gartner, Fig. 2, p. 261.
Page 161, top to bottom Cui, Fig. 11-10B, p. 212; Cui, Fig. 11-10B insert, p. 212; Cui, Fig. 11-11A, p. 213.
Page 162 Cui, Fig. 11-11A insert, p. 213.
Page 163 Eroschenko, Fig. 17-12, p. 407.
Page 164, top to bottom Eroschenko, Fig. 17-12, p. 407; Cui, Fig. 11-11C, p. 213; Eroschenko, Fig. 17.15, p. 411.
Page 165 Eroschenko, Fig. 17.15, p. 411.
Pages 166 and 167 Gartner, Fig. 3, p. 263.

11章

Page 168 Cui, Fig. 12-2, p. 225.
Page 169, top to bottom Cui, Fig. 12-2, p. 225; Eroschenko, Fig. 18.1, p. 421.

Page 170, top to bottom Cui, Fig. 12-2, p. 225; Eroschenko, Fig. 18.1, p. 421.
Page 171, top to bottom Eroschenko, Fig. 18.1, p. 421; Cui, Fig. 12-6A, p. 229.
Page 172, top to bottom Gartner, Fig. 4, p. 344; Eroschenko, Fig. 18.11, p. 439.
Pages 173 and 174 Cui, Fig. 12-8B, p. 231.
Page 175 Eroschenko, Fig. 18.7, p. 435.
Pages 176 and 177 Ross, Fig. 20.24, p. 723.
Page 178 Eroschenko, Fig. 18.14, p. 441.
Page 179 Gartner, Fig. 2, p. 351.
Page 180, top to bottom Cui, Fig. 12.1, p. 224; Gartner, Fig. 3, p. 351; Gartner, Fig. 4, p. 351.
Page 181 Gartner, Fig. 3, p. 351.

12 章

Pages 182 and 183 Gartner, Fig. 1, p. 215.
Page 184, top to bottom Cui, Fig. 17.4B, p. 330; Gartner, Fig. 1, p. 215.
Page 185 Cui, Fig. 17.6B, p. 332.
Page 186 Cui, Fig. 17-5B, p. 331.
Page 187 Cui, Fig. 17.10A, p. 336.
Page 188 Cui, Fig. 17.10B, p. 336.
Page 189, top to bottom Gartner, Plate 10-3, p. 218; Cui, Fig. 17-8A, p. 334.
Page 190 Cui, Fig. 17-8B, p. 334.
Page 191, top to bottom Cui, Fig. 17.9A, p. 335; Cui, Fig. 17.9B, p. 335.
Page 192, top to bottom Cui, Fig. 17.13A, p. 339; Cui, Fig. 17.13B, p. 339.

13 章

Page 194 Ross, Fig. 22.4a, p. 790.
Page 195, top to bottom Cui, Fig. 18-14A, p. 360; Cui, Fig. 18-13A, p. 359.
Page 196 Gartner, Fig. 4, p. 387.
Page 197, top to bottom Gartner, Fig. 4, p. 387; Cui, Fig. 18-7B, p. 353; Gartner, Fig. 2, p. 389.
Page 198, top to bottom Ross, Fig. 22.6, p. 791; Ross, Fig. 22.4a, p. 790.
Page 199, top to bottom Eroschenko, Fig. 20.9, p. 489; Gartner, Fig. 4, p. 389.

Page 200 Cui, Fig. 18-19A, p. 365.
Page 201, top to bottom Gartner, Plate 18-4, p. 392; Gartner, Fig. 3, p. 391; Cui, Fig. 7-22A, p. 128.
Page 202 Cui, Fig. 18-20A, p. 366.
Page 203, top to bottom Gartner, Plate 18-4, p. 392; Cui, Fig. 18-22, p. 368.

14章

Page 206 Cui, Fig. 19-3A, p. 374.
Page 207, top to bottom Cui, Fig. 19.3A, p. 374; Gartner, Fig. 3, p. 361.
Page 208, top to bottom Gartner, Fig. 3, p. 361; Gartner, Fig. 4, p. 361; Cui, Fig. 19-6B, p. 377.
Page 209, top to bottom Cui, Fig. 19-6B, p. 377; Gartner, Fig. 3, p. 361.
Page 210, top to bottom Gartner, Fig. 3, p. 361; Gartner, Fig. 4, p. 361; Cui, Fig. 19-6B, p. 377.
Page 211, top to bottom Cui, Fig. 19-7A, p. 378; Cui, Fig. 19-7B, p. 378.
Page 213 Gartner, Graphic 17-1, p. 354.
Page 214, top to bottom Gartner, Graphic 17-1, p. 354; Gartner, Fig. 1, p. 369.
Page 215, top to bottom Gartner, Fig. 1, p. 369; Gartner, Fig. 2, p. 369; Gartner, Fig. 1, p. 371.
Page 216, top to bottom Gartner, Fig. 1, p. 369; Cui, Fig. 19-10B, p. 381.
Page 217, top to bottom Eroschenko, Fig. 21.16, p. 529; Cui, Fig. 19-10C, p. 381; Cui, Fig. 19-10A, p. 381.
Page 218, top to bottom Cui, Fig. 19-12A, p. 383; Ross, Fig. 23.21, p. 855.
Page 219, top to bottom Ross, Fig. 23.21, p. 855; Gartner, Graphic 17-1, p. 354.
Page 220, top to bottom Gartner, Graphic 17-1, p. 354; Cui, Fig. 19-9A, p. 380; Gartner, Fig. 2, p. 367.
Page 221, top to bottom Cui, Fig. 19-14B, p. 385; Gartner, Fig. 4, p. 373.
Page 222 Cui, Fig. 19-15A, p. 386.
Page 223, top to bottom Eroschenko, Fig. 21.29, p. 551; Cui, Fig. 19-15B, p. 386.
Page 224, top to bottom Cui, Fig. 19-15C, p. 386; Eroschenko, Fig. 21.32, p. 555.

15章

Pages 227 and 228 Cui, Fig. 20-1, p. 392.
Page 229, top to bottom Cui, Fig. 20-7A, p. 398; Cui, Fig. 20-1, p. 392.
Page 230, top to bottom Cui, Fig. 20-7A, p. 398; Cui, Fig. 20-5A, p. 396.
Page 231, top to bottom Cui, Fig. 20-5A, p. 396; Ross, Plate 107, p. 927.
Page 232 Eroschenko, Fig. 22.8, p. 569.
Page 233 Cui, Fig. 20-9B, p. 400.
Page 234, top to bottom Cui, Fig. 14-6A, p. 264; Gartner, Fig. 2, p. 407.
Pages 236 and 237 Gartner, Fig. 2, p. 407.
Page 238, top to bottom Cui, Fig. 20-7A, p. 398; Cui, Fig. 20-7B, p. 398; Cui, Fig. 20-7C, p. 398.
Page 239 Cui, Fig. 21-1A, p. 412.
Page 240, top to bottom Cui, Fig. 21-1A, p. 412; Cui, Fig. 21-1B, p. 412.
Page 241 Cui, Fig. 21-1A, p. 412.
Page 242, top to bottom Cui, Fig. 21-2, p. 413; Cui, Fig. 21-8B, p. 419.
Page 243, top to bottom Cui, Fig. 21-8B, p. 419; Cui, Fig. 21-5, p. 416.
Pages 244 and 245 Cui, Fig. 21-5, p. 416.

索引

和文索引

あ

アウエルバッハ筋層間神経叢 129
悪性黒色腫 114
アクチン 52
アクチンフィラメント 6
アジソン病 189
アストロサイト 64
アセチルコリン（ACh） 54
アーティファクト 1, 3
アデノイド 100
アテローム性動脈硬化症 96
アドレナリン 188
アドレナリン作動性神経 118
アナフィラキシー 35
アブミ骨 240
アポクリン汗腺 118
アミラーゼ 125, 152
アミロイド小体 202
アルドステロン 176, 188
アレルギー反応 26
鞍隔膜 182
アンジオテンシノーゲン 175
アンジオテンシンⅠ 175
アンジオテンシンⅡ 176
暗帯 53
暗調細胞 117
暗調小体 58
アンドロゲン 211

い

胃 133
胃液 135
胃潰瘍 136
移行域 202
移行上皮 14, 17, 179
胃小窩 134
胃食道逆流症（GERD） 133
胃食道接合部 132
胃腺 134, 135
異染色質 4
位相差顕微鏡 8
胃体部 133
一次骨 46
一次精母細胞 196, 197
一次卵胞 209
一倍体 197, 212
一倍体細胞 196
胃腺内分泌細胞 137
一酸化窒素 204
胃底部 133
胃噴門部 132
陰窩 99
陰核 114
陰茎 194, 203
陰茎海綿体 203
陰茎亀頭 203
陰茎尿道 204
インスリン 153
咽頭扁桃 100

う

右心耳 85
右心室 86
右心房 85
右葉 145, 189
運動終板 54
運動神経 54, 67
運動神経終末 54
運動単位 54

え

衛星細胞 50, 65, 74, 75
会陰部 221
エオシン 2
エオシン好性 3
腋窩 118
エクリン汗腺 117, 118
エストロゲン 210, 211
エナメル質 122
エピトープ 8
エブネル腺 122
エラスチン 27
エリスロポエチン 168
遠位曲尿細管（DCT） 172, 174
遠位直尿細管 172
塩基好性 3
嚥下障害 133
遠見 235
円柱上皮 13

お

横行結腸 141
横行小管（T細管） 52, 57
黄色骨髄 45
黄体 211
黄体形成ホルモン（LH）

212
黄体ホルモン　206
嘔吐　133
黄斑　229
横紋　49
オキシトシン　183, 184
オステオン　41
オッディの括約筋　152
オリゴデンドロサイト　64

か

外陰部　203
外顆粒層　236
外環状層板　43
外境界層(膜)　236
壊血病　35
外根鞘　115
介在神経　67
介在層板　42
介在導管　124
介在板　49, 56
外耳　36, 239
外子宮口　214
概日リズム　192
外耳道　239
外縦筋層　129
外側膝状核　68
外弾性板　88
回腸　139
外套細胞　65, 74
灰白質　68, 71
外皮系　110
外鼻孔　155
外分泌腺　18
外分泌部　152
開放循環　109
外膜　5, 89, 130
蓋膜　244
海綿骨(海綿質)　40, 43
海綿体　203, 204
海綿体洞　204
外網状層　236
外卵胞膜　208
外リンパ液　242

下顎骨　124
下顎枝　124
下気道　158
蝸牛　241, 242
蝸牛管　24-243
蝸牛孔　245
核　4
角運動　242
角化　14
核下空胞　217
顎下三角　125
角化重層扁平上皮　16
顎下腺　21, 125
角加速度　227
核酸分解酵素　152
角質産生細胞　12, 110
角質層　110
核小体　4
核膜　4
隔膜　93
角膜　227, 230
角膜縁　231
角膜間質　230
角膜強膜輪部　231
核膜孔　4
角膜固有層　230
角膜上皮　230
角膜内皮　231
下行結腸　130, 141
傘細胞　17
下垂体　182
下垂体窩　182
下垂体後葉　183, 184
下垂体腺腫　186
下垂体前葉　182, 183
下垂体門脈系　185
下垂体漏斗柄　183
仮声帯　157
下大静脈　95
褐色細胞腫　189
活性型ビタミンD　168
活動電位　72
滑面小胞体(sER)　6
カテコールアミン　187
鎌状赤血球貧血　84

顆粒球　84
顆粒細胞　208
顆粒層　70, 110
顆粒層黄体細胞　211
顆粒層細胞　208
顆粒膜細胞　208
カルシウム　48
カルシトニン　46, 47, 189, 190
感音性難聴　241
眼窩　227
感覚器　114
感覚神経　67
感覚神経節　74
感覚有毛細胞　242
眼球　227
眼球血管膜　228, 233
眼球線維膜　227
眼瞼　117
肝硬変　148
肝細胞　147
間細胞　197
肝細胞索　147
肝細胞板　147
肝小葉　148
間質　207
間質液　103
間質成長　38
杆状体細胞　236
杆状体錐状体層　236
杆状内皮　108
肝小葉　145, 148
肝膵管括約筋　152
肝性脳症　149
汗腺　19, 110
肝腺房　148
肝臓　145
貫通管　41
間脳　185
眼房水　229, 232
肝三つ組　146
肝門脈　95
間葉　34
間葉細胞　34
間葉組織　33

き

気管　158
気管筋　159
気管支　160
気管支関連リンパ組織
　(BALT)　98, 159
気管支軟骨　160
気管腺　159
気管軟骨　159
偽重層上皮(多列上皮)　13
偽単極神経細胞　63, 74
基底核　68
基底細胞がん　113
基底線条　125
基底層　111, 214
基底板　244
基底膜　10, 77
亀頭　114
気道　16, 155
希突起膠細胞　62, 64, 67
キヌタ骨　240
機能層　215
ギャップ結合　11
嗅覚　156, 227
球形嚢　241-243
嗅細胞　156
弓状静脈　177
球状帯　188
弓状動脈　176
嗅上皮　156
嗅神経　156
嗅腺　156
嗅部　156
キューティクル　115
共焦点顕微鏡　8
胸腺　104
胸腺細胞　105
胸腺小体　105, 106
頬粘膜　120
峡部(卵管)　220
強膜　228, 232
強膜静脈洞　231
巨核球　83
極体　212

虚血性心筋症　95
巨人症　187
近位曲尿細管(PCT)　171, 174
筋萎縮　56
近位直尿細管　172
近位尿細管　171
筋形質　50, 51
近見　235
筋原線維　51, 52
筋細胞　50
筋細胞質　50
筋細胞膜　50
筋周膜　51
筋小胞体　50, 52, 57
筋上膜　51
筋性動脈　90
筋線維　50
筋層　129
筋束　51
筋組織　49
筋内膜　50
筋フィラメント(筋細糸)　52

く

区域気管支　165
空腸　139
クッシング病　187
クッパー細胞　148
クプラ　243
クモ膜　66
クモ膜下腔　67
クモ膜小柱　66
グラーフ卵胞　208, 210
クララ細胞　161
グリア細胞　60, 62, 64
グリコサミノグリカン(ムコ多糖)　28
クリスタリン　238
グルカゴン　153
くる病　48
グレイブス病　190
クロマチン　4

クロム親和性細胞　188

け

毛　110, 115
蛍光顕微鏡　8
憩室炎　144
形質細胞　26, 97
血液　24, 80
血液胸腺関門　106
血液空気関門　165
血液精巣関門　198
血液脳関門　64, 77
血液網膜関門　236
血管　80
血管極　171
血管の血管　89
血球　80, 81
月経　206
月経期　217
月経周期　206, 216
結合組織　24
結合組織性中隔　124
結合組織性毛包　115
血漿　81
血小板　81, 83
結腸　141
結腸ヒモ　141, 142
結腸膨起　141
血餅　83
ケラチン　8
ケラトヒアリン顆粒　110
腱　24
原始卵胞　209, 212
減数分裂　197, 212
原尿　171

こ

好塩基球　83
口蓋咽頭弓　99
口蓋垂　120
口蓋舌弓　99
口蓋扁桃　99
効果器細胞　76

後角　71
光学顕微鏡　8
高カルシウム血症　191
交感神経系　60
交感神経節　75
後眼房　229
口峡　99
口腔　17, 120
口腔咽頭　157
抗原　98
膠原線維　27
硬口蓋　120
後根　74
虹彩　228, 229, 233
虹彩支質　233
好酸球　26, 82, 97
交織線維性結合組織（不規則性密性結合組織）　30
甲状腺　189
甲状腺機能亢進症　190
甲状腺機能低下症　190
甲状腺峡部　189
甲状腺ホルモン　189
鉤状突起　151
口唇　114
交接器官　194
抗体　26, 98
好中球　27, 82
喉頭　157
喉頭炎　158
喉頭蓋　36, 157
硬膜　66
硬膜下腔　66
硬膜上腔　66
肛門　118, 130
肛門外口　120
肛門管　17
肛門直腸移行部　143
後葉　183, 184
後葉細胞　184, 185
抗利尿ホルモン（ADH）　175, 176
呼吸器系　155
呼吸細気管支　163
呼吸上皮　18, 157

呼吸部　155, 156, 163
鼓室階　245
骨格筋　49
骨格筋細胞　49
骨格筋線維　49, 50
骨芽細胞　39
骨芽前駆細胞　38
骨細管（骨小管）　42
骨細胞　39
骨小柱　43, 44
骨髄腔　41, 45
骨粗鬆症　48
骨内膜　40, 44
骨半規管　241, 242
骨膜　40
骨迷路　242
骨梁　44
固定　1
鼓膜　240
コリン作動性神経　118
コリン受容体　54
ゴルジ装置　5
コルチ器　244
コルチゾル　187, 188
ゴールマハティビ細胞　173, 174
コロイド　22, 189

さ

細気管支　161
細菌叢　137
細静脈　94
細動脈　91
細胞外基質（ECM）　10
細胞学　4
細胞間液（間質液）　34
細胞骨格　6
細胞小器官　5
臍傍静脈　149
細胞体　60
細網結合組織　32
細網細胞　32, 106, 108
細網線維　27, 32
左心耳　86

左心室　86
左心房　86
挫瘡　119
刷子縁　137, 140
サーファクタント　164, 165
左葉　145, 189
サルコプラズマ　50, 51
サルコメア　51
サルコレンマ　50
酸塩基平衡調節　174
酸化的リン酸化　5
酸好性　3
酸好性細胞　191
散瞳　233

し

耳介　239
視覚　227
耳下腺　20, 124
耳管　36, 240
歯冠部　122
色素　1
色素上皮層　233, 235
子宮　206, 213
子宮外妊娠　222
子宮外膜　216
子宮筋層　216
子宮腔　213
子宮頸管　213
子宮頸腺　218
子宮頸部　213, 218
子宮腺　215
糸球体　170, 177
糸球体外メサンギウム細胞　173, 174
子宮体部　213
糸球体傍細胞　173
糸球体傍装置（JGA）　173, 174
糸球体濾過障壁　175
糸球体濾過率（GFR）　173
子宮腟部　214, 219
子宮底部　213
子宮内膜　206, 214

子宮部(卵管) 220
軸索 61, 72
軸索起始部 62
軸索終末 62
軸索小丘 61
軸糸 7
死後硬直 56
篩骨篩板 156
歯根部 122
歯根膜 124
視索上核 184
視床下部 182, 185
耳小骨 240
糸状乳頭 121
茸状乳頭 121
視神経円板 229
視神経細胞 237
視神経細胞層 237
視神経乳頭 229
歯髄腔 123
シス面 5
耳石 243
脂肪 20, 117
歯槽骨 124
歯槽突起 124
櫛状筋 85
室傍核 184
耳道腺 239
シナプス 76
シナプス間隙 76
シナプス後細胞樹状突起 76
シナプス後膜 76
シナプス前終末 76
歯肉 120
脂肪細胞 25
射精管 199, 200
斜走筋 129
尺骨動脈 90
シャーピー線維 43
集合管 173, 175
重症筋無力症 56
重層円柱上皮 17
重層上皮 13
重層立方上皮 17

十二指腸 130, 138
周皮細胞 95
終末細気管支 161
終末槽 52, 57
絨毛 134
主気管支 160
縮瞳 233
主細胞 135, 191
手掌 110
樹状突起 61
主膵管 151
受精 206, 212
受精卵 212
主部(下垂体前葉) 183
シュレム管 231
シュワン細胞 62, 65, 67
循環器系 80
上衣細胞 65, 71
小陰唇 117
上咽頭 100
漿液腺 125
漿液半月 21, 126
消化管関連リンパ組織 (GALT) 98
消化器系 120
上顎骨 124
消化酵素 151
松果体 192
松果体砂 192
松果体細胞 192
松果体星状膠細胞 192
上気道 155
上行結腸 130, 141
小膠細胞 64
硝子体液 229, 232
硝子体眼房 229
硝子軟骨 35
硝子膜 115
小腎杯 170
常染色体優性多発性囊胞腎 181
常染色体劣性多発性囊胞腎 181
上大静脈 95
小帯線維 228, 234

小柱 105
小柱網 231
小腸 19, 136
小動脈 91
小脳活樹 70
小脳髄質 70
小脳皮質 69
上皮小体 191
上皮性細網細胞 105, 106
上皮性毛包 115
上皮組織 10
小帽 243
漿膜 15, 129
漿膜下組織 130
静脈弁 94
小葉間静脈 146, 177
小葉間胆管 146
小葉間導管 125
小葉間動脈 146, 177
食道 17, 131
食道静脈瘤 149
食道腺 132
女性生殖器系 206
自律神経系(ANS) 60
腎盂 170
心外膜 87
心外膜下組織 87
心筋 49
心筋梗塞(MI) 57, 96
心筋細胞 49, 56
心筋層 87
神経核 68
神経筋接合部(NMJ) 54
神経膠細胞 60, 64
神経膜 60
神経周膜 73
神経上膜 73
神経性下垂体 183, 184
神経節 74
神経節細胞 237
神経節細胞層 237
神経線維層 237
神経線維束 74
神経組織 60
神経伝達物質(NT) 76

神経伝達物質取り込み阻害薬 79
神経伝達物質分解酵素阻害薬 79
神経内膜 74
神経葉 184
神経路 68
人工産物 1, 3
腎小体 170, 174
腎静脈 178
腎錐体 169
心臓 49, 80, 85
腎臓 168
心臓骨格 86
腎柱 169
腎洞 169
腎動脈 90, 176
心内膜 87
腎乳頭 169
心囊液 87
腎杯 14, 17, 168, 169
塵肺症 166
腎盤 17, 170
真皮 24, 110
真皮乳頭 112
深部静脈血栓症（DVT） 96
腎不全 176
心膜液 87

す

髄索 103
髄質 68, 71, 103, 105, 169, 207
髄鞘 62, 72
水晶体 228, 229, 238
錐状体細胞 236
水晶体上皮 238
水晶体線維 238
水晶体タンパク質 238
水晶体包 238
膵臓 20, 151
膵体 151
膵頭 151
膵島 153

髄洞 103
膵尾 151
水疱性類天疱瘡 12
髄放線 169
髄膜 66
ステロイドホルモン 187
滑り説 54

せ

精液 194
正円窓 245
精管 199
性器 118
生検 1
性交 203
性コルチコイド 188
（曲）精細管 195, 200
精細胞 195
精子 194, 196
精子形成 195
精子細胞 196, 197
精子発生 197
成熟卵胞 210
星状膠細胞 64
星状膠細胞終足突起 77
精娘細胞 196
精上皮 195
生殖管 194, 198
生殖細胞 195
性腺刺激ホルモン放出ホルモン（GnRH） 206
正染色質 4
精巣 194
精巣間質 197
精巣縦隔 195
精巣上体管 14, 198, 200
精巣鞘膜 194
精巣中隔 195
精巣網 195, 197, 200
精巣輸出管 197, 200
精祖細胞 196, 197
声帯 157
声帯筋 157
精囊 201

精囊液 201
赤色骨髄 45
脊髄 70
脊髄神経節 63, 74
赤脾髄 107
舌 121
舌下腺 21, 126
赤血球（RBC） 81
接合細管 173, 175
接合子 212
節後線維 75
接着装置 10
接着帯 11
接着斑 11
舌背部 121
舌扁桃 100
セメント質 123
セメント線（接合線） 42
セルトリ細胞 195
線維芽細胞 24
線維筋性間質 202
線維筋性領域 202
線維細胞 25
線維性骨 46
線維柱帯 231
線維軟骨 37
前角 71
前眼房 229
前境界板 230
線条縁 140
線条導管 125
腺上皮 18
染色 1
染色質 4
腺性下垂体 182, 183
喘息 162
先体帽 197
先端巨大症 187
センチネルリンパ節 103
前庭 241, 242
前庭階 244
前庭ヒダ 157
前庭膜 243
蠕動運動 129
全分泌 117

腺房　124, 152
腺房中心細胞　153
線毛　14
前葉　182, 183
前立腺　199, 201
前立腺液　201
前立腺がん　203
前立腺終末部　202
前立腺石　202
前立腺特異抗原(PSA)　203
前立腺肥大症(BPH)　202, 203

そ

爪下皮　116
双極神経細胞　63
象牙芽細胞　123
象牙芽細胞突起　122, 123
象牙細管　122
象牙質　122
象牙前質　123
爪根　116
走査型電子顕微鏡　9
爪床　116
爪上皮　116
増殖期　216
臓側板　170
爪体　116
層板性骨　46
爪母基　116
足細胞　170
束状帯　188
足底　110
側頭骨茎状突起　124
側頭骨錐体部　241
組織　1
組織化学　2
組織学　1
組織標本　1
咀嚼粘膜　120
疎性結合組織　28
ソマトスタチン　153
粗面小胞体(rER)　5

た

第一減数分裂　196, 197, 212
大静脈　95
大腎杯　170
体性神経系(SNS)　60
大腸　19, 141
大腸ポリープ　144
大動脈　89
第二減数分裂　196, 197, 212
大脳髄質　69
大脳皮質　69
唾液腺　124
多極神経細胞　63
多胞性(褐色)脂肪組織　33
多列線毛上皮(偽重層線毛上皮)　16
単球　82
単極神経細胞　63
単細胞性腺　18
胆汁　147, 150
単純管状腺　19
単純らせん状腺　19
弾性型動脈　89
弾性結合組織　32
男性生殖器系　194
弾性線維　27
弾性軟骨　36
男性ホルモン　194
単層円柱上皮　16
単層上皮　12
単層線毛円柱上皮　16
単層扁平上皮　15
単層立方上皮　15
胆嚢　150
単分枝管状腺　19
単分枝胞状腺　20
炭粉症　166
単胞状腺　20
単胞性(白色)脂肪組織　33
淡明層　110

ち

腟　17, 206, 221

腟円蓋　214
緻密骨(緻密質)　40, 41
緻密斑　173
着床　206
中咽頭　157
中央階　243
中隔　105
中間径フィラメント　6, 11
中間洞　103
中間部　183
中耳　240
中耳炎　241
中静脈　94
中心域　202
中心窩　229
中心管　41, 71
中心小体　7
中心静脈　145
中心体　7
中心動脈　108
虫垂　141, 143
虫垂炎　144
中枢神経系(CNS)　60, 68
中皮　18, 87, 130
中膜　88
チューブリン　7
聴覚　227
聴覚受容器　227
腸間膜　24
蝶形骨　182
腸絨毛　136, 140
腸神経節　75
腸内フローラ　137
直細動脈　177
直精細管　197, 200
直腸　141
直腸静脈瘤　149
チン小帯　228, 234

つ

ツチ骨　240
爪　110, 116

て

ディッセ腔　148
テストステロン　197
デスメ膜　230, 231
デスモソーム　11
伝音性難聴　241
電解質コルチコイド　187, 188
電子顕微鏡　9
天疱瘡　12

と

透過型電子顕微鏡　9
導管　19
導管介在部　124
導管線条部　125
導管部　117
瞳孔　229, 233
瞳孔括約筋　233, 235
瞳孔散大筋　233, 235
橈骨動脈　90
糖質コルチコイド　187, 188
動静脈吻合　95
糖尿病　153
糖尿病性ケトアシドーシス　153
糖尿病性腎症　176
動脈　89
動脈周囲リンパ鞘（PALS）　108
透明層　110
透明帯　208
洞様毛細血管　93
特殊感覚器官　227
特殊感覚器系　227
特殊感覚上皮　14
特殊心筋　87
トムス線維　123
トランス面　5
トルコ鞍　182
貪食　82

な

内因子　135, 136
内顆粒層　237
内環状層板　43
内境界層（膜）　237
内根鞘　115
内在性膜タンパク質　83
内耳　227, 241
内子宮口　214
内耳神経　241
内側膝状核　68
内弾性板　88
内尿道口　180
内皮　18, 87, 88
内皮下層　87, 88
内分泌系　182
内分泌腺　22
内包　68
内膜　5, 88
内網状層　237
内卵胞膜　208
内輪筋層　129
内リンパ液　242
軟口蓋　120
軟骨　24
軟骨芽細胞　36
軟骨基質　36
軟骨細胞　35
軟骨小腔　35
軟骨内骨化　47
軟骨膜　36
軟骨輪　158
軟膜　67

に

ニキビ　119
肉柱　86
二次骨　46
二次性徴　206
二次精母細胞　196, 197
二次卵胞　208, 210
ニッスル小体　61
二倍体細胞　196

乳管　223
乳がん　225
乳汁　222
乳腺　20, 206, 222
乳頭　118
乳頭管　17
乳頭筋　86
乳頭溝　121
乳頭層　111
ニューロピル　184
ニューロン　60
尿管　14, 17, 168, 178
尿管開口部　180
尿管極　171
尿細管周囲毛細血管　177
尿道　14, 17, 168
尿道開口部　180
尿道海綿体　203
尿道海綿体部　200, 204
尿道隔膜部　200
尿道前立腺部　200, 202
尿毒症　119
尿分析　176
尿崩症　187
尿路　168
妊娠調節　222

ね

ネフロン　168, 170, 174
粘液腺　125
粘膜　127
粘膜下組織　128
粘膜関連リンパ組織（MALT）　98
粘膜筋板　128
粘膜固有層　128
粘膜上皮　128

の

脳　68
脳砂　192
脳神経節　63
脳脊髄液（CSF）　65

嚢胞性線維症 119
脳梁 68
ノルアドレナリン 188

は

歯 122
パイエル板 138, 140
肺気腫 167
杯細胞 134
肺細胞 164
胚上皮 195, 207
胚中心 98, 99, 108
肺動脈 96
排尿 203
肺胞 164
肺胞管 163
肺胞孔 165
肺胞上皮 15
肺胞中隔 164, 165
肺胞嚢 164
肺胞壁 165
排卵 206
ハウシップ窩 39
白質 68, 70
薄切 1
白体 211
白内障 239
白脾髄 107
白膜 194, 203, 207
破骨細胞 39, 190
バセドウ病 190
バソプレシン 175, 176, 183, 184
パチニ小体 114
白血球（WBC）82
ハッサル小体 105, 106
鼻血 158
パネート細胞 137
ハバース管 41
ハバース系 41
ハバース層板 42
バフィーコート 81
パラトルモン 46, 47, 191
バレット食道 133

半腹膜器官 130

ひ

鼻咽頭 100
被蓋細胞 17
非角化重層扁平上皮 17
皮下組織 110
鼻腔 155
鼻腔粘膜 156
脾索 108
皮脂 117
皮質 68, 70, 105, 169, 206
皮質深層 102
皮質浅層 102
皮質ネフロン 175
脾腫 109
微絨毛 14, 137, 140
微小管 7
脾小節 107
尾状葉 145
非浸潤性小葉がん（LCIS）225
非浸潤性乳管がん（DCIS）225
ヒスタミン 25
鼻前庭 155
脾臓 107
ビタミン B_{12} 136
ビタミン D 48
脾柱 107
脾洞 108
脾動脈 90
ヒト絨毛性性腺刺激ホルモン（hCG）212
泌尿器系 168
避妊 222
皮膚 16, 110
被覆上皮 18
皮膚小稜 112
飛蚊症 232
鼻閉 158
被膜 66, 74, 104, 107
肥満細胞 25
びまん性リンパ組織 97

ビメンチン 8
鼻毛 155
ビュングナー帯 78
表在性膜タンパク質 83
表皮 12, 110
表皮メラニン単位 113
表面活性物質 161
ビルロード索 108
非連続性毛細血管 93
貧血 84

ふ

ファロピーオ管 219
フィブリリン 27
フォルクマン管 41
フォンタナ腔 231
付加成長 38
複合管状腺 20
複合管状胞状腺 21
副交感神経系 60
副交感神経節 75
副甲状腺 47, 191
副甲状腺ホルモン（PTH）191
複合胞状腺 20
副腎 187
副腎動脈 90
副膵管 152
腹膜垂 141
付属生殖腺 194, 201
二つ組 57
ぶどう膜 228
ぶどう膜黒色腫 235
不動毛 14, 199
プルキンエ細胞層 70
プルキンエ線維 87
フルクトース 201
ブルッフ膜 234
ブルンネル腺 20, 138
プロゲステロン 211
プロテオグリカン 28
プロラクチン 182, 183
分界溝 121
分子層 69

分泌期 217
噴門 133
分葉核 82

へ

平滑筋 50
平滑筋細胞 58
平滑筋腫 58
平滑筋層 88
平滑筋肉腫 58
閉経 206
平衡覚 227
平衡砂 243
平衡砂膜 243
平行線維性結合組織（規則性密性結合組織） 31
平衡斑 243
閉鎖循環 109
壁細胞 135
壁側板 171
ヘテロクロマチン 4
ペプシノーゲン 135
ペプチダーゼ 152
ヘマトキシリン 2
ヘマトキシリン・エオシン染色 2
ヘマトクリット 81, 83
ヘミデスモソーム 12
ヘモグロビン 84
ヘリコバクター・ピロリ 136
ヘリング小体 184, 185
弁 86
辺縁域 202
辺縁洞 103
扁桃 98, 99
扁桃炎 101
扁平上皮 13
扁平上皮がん 113
鞭毛 7
ヘンレループ 171, 174
ヘンレループ下行脚太い部 172
ヘンレループ下行脚細い部 172
ヘンレループ上行脚太い部 172
ヘンレループ上行脚細い部 172

ほ

方形葉 145
膀胱 14, 17, 168, 179
膀胱三角 180
傍小柱洞 103
胞状卵胞 210
傍髄質ネフロン 175
放線冠 209
膨大部（卵管） 219
膨大部稜 242
包皮 117
包埋 1
ボウマン腔 170, 171
ボウマン腺 156
ボウマン嚢 170, 174
ボウマン膜 230
勃起 204
勃起組織 203, 204
勃起不全 204
骨 24, 38
ホルモン 182

ま

マイクロアナトミー 1
マイスネル小体 114
マイスネルの粘膜下神経叢 128
マイボーム腺 117
膜性壁 159
膜タンパク質 83
膜内骨化 47
膜半規管 241, 242
膜迷路 242
マクラデンサ 173
マクロファージ 26, 82, 97
末梢神経系（PNS） 60, 72
マッソン・トリクローム染色 2
マルファン症候群 35
慢性閉塞性肺疾患（COPD） 162
マントル層 98, 99

み

ミオシン 52
味覚 227
ミクログリア 64
三つ組 53
密着帯 10
ミトコンドリア 5
耳 227, 239
脈絡膜 228, 234
ミュラー細胞 236, 237
味蕾 121, 227

む

無顆粒球 84
無嗅覚症 158
無髄線維 73, 77
胸やけ 133

め

明帯 53
明調細胞 117
メデューサの頭 149
メラトニン 192
メラニン 3
メラノーマ 114
メルケル細胞 114
免疫応答 97
免疫蛍光染色 3
免疫組織化学染色 2

も

毛幹 115
毛根 115
毛細血管 91
毛細胆管 146, 147

網状層　111
網状帯　188
毛小皮　115
毛髄質　115
盲腸　141
毛皮質　115
毛包　115
網膜　227, 229, 235
網膜色素上皮　235
網膜神経層　236
網膜剥離　237
毛様体　228, 233
毛様体筋　234
毛様体突起　229, 234
門（リンパ節）　102
門脈圧亢進　149
門脈小葉　148

ゆ

有郭乳頭　121
有棘細胞がん　113
有棘層　111
有髄線維　72
有窓型毛細血管　92
幽門　19, 133
ユークロマチン　4
輸出細動脈　171, 177
輸出リンパ管　102, 103
癒着胎盤　222
輸入細動脈　171, 177
輸入細動脈平滑筋細胞　173
輸入リンパ管　102, 103

よ

葉間静脈　178
葉間動脈　176
葉状乳頭　121
ヨード化　190

ら

ライスナー膜　243
ライディヒ細胞　197
ラトケ嚢　185
卵円窓　240
卵管　16, 206, 219
卵管采　219
卵丘　209
卵形成　206, 212
卵形嚢　241-243
ランゲルハンス島　153
卵巣　206
卵巣周期　206, 212
卵巣ホルモン　206
ランビエ絞輪　62, 73
卵胞　207
卵胞液　208
卵胞腔　208
卵胞刺激ホルモン（FSH）　212
卵胞上皮　208
卵胞膜黄体細胞　211
卵母細胞　206, 207

り

立方上皮　13
立毛筋　116
リトル腺　20, 204
リパーゼ　152
リーベルキューン陰窩　137
リボソーム RNA　4
リポフスチン　3
隆起部　183
緑内障　232
輪状ヒダ　136, 140
リンパ液　80, 103
リンパ器官　97

リンパ球　26, 82, 97
リンパ系　97
リンパ小節　98
リンパ節　97, 102
リンパ節炎　103
リンパ組織　97
リンパ洞　103

る

類洞　93, 108, 147
類洞周囲腔　148
ルフィニ小体　115

れ

レーシック　232
レニン　173, 175
レニン・アンジオテンシン・アルドステロン系　175
連続型毛細血管　91, 77

ろ

老眼　239
老視　239
漏斗部（卵管）　219
漏斗柄　184
濾過隙　170
濾胞　98
濾胞域　98, 99
濾胞上皮　140
濾胞上皮細胞　190

わ

ワーラー変性　78
腕頭静脈　95

欧文索引

数字

Ⅰ型コラーゲン　27
Ⅰ型(赤筋, 遅筋)線維　55
Ⅰ型肺胞上皮細胞　164
Ⅱ型a(中間型)線維　55
Ⅱ型b(白筋, 速筋)線維　55
Ⅱ型コラーゲン　36
Ⅱ型肺胞上皮細胞　164
Ⅲ型コラーゲン　27

ギリシャ文字

α細胞　153
β細胞　153
δ細胞　153

A

A band　53
accessory genital gland　201
accessory pancreatic duct　152
acetylcholine(ACh)　54
ACh(acetylcholine)　54
acidophilia　3
acne　119
acromegaly　187
ACTH　182, 183
actin　52
actin filament　6
action potential　72
Addison's disease　189
adenohypophysis　182
adenoid　100
ADH(antidiuretic hormone)　176, 183, 184
adipocyte　25
adipose tissue　33
adrenal gland　187
adrenaline　188
adrenergic neuron　118
adventitia　130

afferent arteriole　177
afferent lymphatic vessel　102
agranulocyte　84
aldosterone　188
alveolar bone　124
alveolar duct　163
alveolar pore　165
alveolar process　124
alveolar sac　164
alveolar septum　165
alveolus　164
ampulla of uterine tube　219
amylase　125, 152
anaphylaxis　35
anemia　84
angiotensinogen　175
anorectal junction　143
anosmia　158
ANS　60
anterior chamber　229
anterior horn　71
anterior lobe　182
anterior pituitary　182
anthracosis　166
antibody　98
antidiuretic hormone(ADH)　176, 183, 184
antigen　98
antral follicle　210
antrum　208
anus　118
apocrine sweat gland　118
appendicitis　144
appendix　141, 143
aqueous humor　229, 232
arachnoid mater　66
arachnoid trabeculae　66
arbor vitae　70
arcuate artery　176
arcuate vein　177
arrector pili muscle　116
arteriole　91

arteriovenous shunt　95
artery　89
artifact　1, 3
ascending colon　141
asthma　162
astrocyte end-foot process　77
atherosclerosis　96
ATP　5
atrophy　56
auditory tube　240
Auerbach's myenteric plexus　129
auricle　239
autosomal dominant polycystic kidney disease　181
autosomal recessive(infantile/pediatric)polycystic kidney disease　181
AV 吻合　95
axilla　118
axon　61
axoneme　7
axon hillock　61
axon terminal(synaptic bouton)　62
A 帯　53

B

BALT(bronchus-associated lymphoid tissue)　98
Barrett's esophagus　133
basal cell carcinoma　113
basal ganglia　68
basal nucleus　68
Basedow's disease　190
basement membrane　10
basilar membrane　244
basophil　83
basophilia　3
benign prostatic hyperplasia(BPH)　202

bile 150
bile canaliculus 146
biopsy 1
bipolar neuron 63
blood 80
blood-air barrier 165
blood-brain barrier 77
blood capillary 91
blood clot 83
blood plasma 81
blood-retina barrier 236
blood-thymic barrier 106
body of pancreas 151
body of uterus 213
bone 38
bone canaliculi 42
bone marrow cavity 41, 45
bony labyrinth 242
Bowman's capsule 170
Bowman's gland 156
Bowman's membrane 230
Bowman's space 171
BPH (benign prostatic hyperplasia) 202
brain 68
brain sand 192
breast cancer 225
bronchiole 161
bronchus 160
bronchus-associated lymphoid tissue (BALT) 98
Bruch membrane 234
Brunner gland 138
brush border 137
buccal membrane 120
buffy coat 81
bullous pemphigoid 12
B 細胞 84
B リンパ球 84

C

calcitonin 190
canal of Schlemm 231
capsule 74
caput medusae 149
cardiac muscle 49
cardiac muscle cell 56
cardiac skeleton 86
cardiomyocyte 56
cartilage matrix 36
cataract 239
caudate lobe of liver 145
caverna 204
cavity of uterus 213
cecum 141
cell body 60
cement line 42
cementum 123
central artery 108
central canal 41, 71
central nervous system (CNS) 60, 68
central vein 145
central zone 202
centriole 7
centroacinar cell 153
centrosome 7
cerebellar cortex 69
cerebellar medulla 70
cerebral cortex 69
cerebral medulla 69
cervical canal 213
cervical gland 218
cervix 213, 218
chief cell 135, 191
cholinergic neuron 118
cholinergic receptor 54
chondroblast 36
chondrocyte 35
choroid 228, 234
chromaffin cell 188
chromatin 4
chronic obstructive pulmonary disease (COPD) 162
cilia 14
ciliary body 233
ciliary muscle 234
ciliary process 234
ciliated pseudostratified epithelium 16
ciliated simple columnar epithelium 16
cilliary body 228
circadian rhythm 192
circulatory system 80
circumferential groove 121
circumvallate papillae 121
cis-face 5
Clara cell 161
clitoris 114
closed circulation 109
CNS (central nervous system) 60, 68
cochlea 241
cochlear duct 241, 243
collagen fiber 27
collecting duct 173
collecting tubule 173
colloid 189
colon 141
colonic haustra 141
colonic polyp 144
columnar epithelium 13
compact bone 40
compound acinar gland 20
compound tubular gland 20
compound tubuloacinar gland 21
conducting hearing loss 241
connective tissue 24
continuous capillary 77, 91
convoluted seminiferous tubule 195
COPD (chronic obstructive pulmonary disease) 162
copulation 203
cord of Billroth 108
cornea 227, 230
corneal endothelium 231
corneal epithelium 230
corneal stroma 230
corneoscleral limbus 231
corona radiate 209
corpus albicans 211

corpus callosum 68
corpus cavernosum 203
corpus luteum 211
corpus spongiosum 203
cortex 68
cortical nephron 175
cortisol 188
cranial ganglia 63
cribriform plate of ethmoid 156
cristae ampullaris 242
crypt 99
crypt of Lieberkühn 137
crystalline 238
CSF 65
cuboidal epithelium 13
cumulus oophorus 209
cupula 243
Cushing disease 187
cystic fibrosis 119
cytology 4
cytoskeleton 6
C型肝炎ウイルス 148

D

dark band 53
DCIS (ductal carcinoma in situ) 225
DCT (distal convoluted tubule) 172
deep vein thrombosis (DVT) 96
demilune 21
dendrite 61
dense irregular connective tissue 30
dense regular connective tissue 31
dental crown 122
dental root 122
dentin 122
dentinal tubule 122
dermal papillae 112
dermal ridge 112

Descemet's membrane 231
descending colon 141
desmosome 11
detached retina 237
diabetes insipidus 187
diabetes mellitus 153
diabetic nephropathy 176
diad 57
diaphragm 93
diencephalon 185
diffuse lymphoid tissue 97
digestive enzyme 151
digestive system 120
dilator pupillae 233
discontinuous capillary 93
distal convoluted tubule (DCT) 172
distal straight tubule 172
diverticulitis 144
DNA 4
dorsum of tongue 121
duct 19
ductal carcinoma in situ (DCIS) 225
ductal portion 117
ductus deferens 199
duodenum 138
dura mater 66
DVT (deep vein thrombosis) 96
dye 1

E

ear 239
eccrine sweat gland 117
ECM (extracellular matrix) 10
ectocervix 214, 219
effector cell 76
efferent arteriole 177
efferent lymphatic vessel 102
ejaculatory duct 200
elastic artery 89

elastic cartilage 36
elastic connective tissue 32
elastic fiber 27
embedding 1
emphysema 167
enamel 122
endocardium 87
endochondral ossification 47
endocrine gland 22
endocrine system 182
endolympha 242
endometrial gland 215
endometrium 214
endomysium 50
endoneurium 74
endosteum 40
endothelium 18, 87
enteric ganglia 75
eosin 2
eosinophil 26, 82
eosinophilia 3
ependymal cell 65
epicardium 87
epidermal 12
epidermal-melanin unit 113
epidermis 110
epididymis 198
epidural space 66
epiglottis 157
epimysium 51
epineurium 73
epiploic appendage 141
epithelial tissue 10
epithelioreticular cell 105
epitope 8
eponychium 116
erectile dysfunction 204
erectile tissue 204
erythrocyte 81
esophageal gland 132
esophageal varix 149
esophagus 131
euchromatin 4
exocrine gland 18
exocrine glandular unit of

pancreas 152
exterior limiting membrane 236
external auditory meatus 239
external ear 239
external elastic lamina 88
external genitalia 203
external os 214
extracellular matrix (ECM) 10
extraglomerular mesangial cell 173
eyeball 227

F

Fallopian tube 219
false vocal cord 157
fasciculata 188
female reproductive system 206
fenestrae 93
fenestrated capillary 92
fertilization 212
fibroblast 24
fibrocartilage 37
fibrocyte 25
fibromuscular zone 202
fibrous tunic 227
filiform papillae 121
filtration slit 170
fimbriae of uterine tube 219
fixation 1
flagella 7
floater 232
foliate papillae 121
follicle 98, 207
follicular area 98
follicular cell 190
follicular epithelium 208
fovea centralis 229
fructose 201
FSH 182, 183, 212
fundus 133
fundus of uterus 213

fungiform papillae 121

G

gall bladder 150
GALT (gut-associated lymphoid tissue) 98
ganglion cell layer 237
ganglion layer of optic nerve 237
gap junction 11
gastric body 133
gastric cardia 133
gastric gland 135
gastric pit 134
gastric ulcer 136
gastroesophageal junction 132
gastroesophageal reflux disease (GERD) 133
gastrointestinal endocrine cell 137
genital duct 198
genitalia 118
GERD (gastroesophageal reflux disease) 133
germ cell 195
germinal center 98
germinal epithelium 207
GFR (glomerular filtration rate) 173
GH 182, 183
gigantism 187
gingiva 120
gland of Littre 204
glandular epithelia 18
glans penis 203
glaucoma 232
glial cell 64
glomerular filtration barrier 175
glomerular filtration rate (GFR) 173
glomerulosa 188
glomerulus 170, 177

glucagon 153
glucocorticoid 188
GnRH (gonadotropin releasing hormone) 206
goblet cell 134
Golgi apparatus 5
gonadocorticoid 188
gonadotropin releasing hormone (GnRH) 206
Goormaghtigh cell 173
Graafian follicle 210
granular layer 70
granulocyte 84
granulosa cell 208
granulosa lutein cell 211
Graves' disease 190
gray matter 68
gut-associated lymphoid tissue (GALT) 98

H

H & E 染色 2
hair 115
hair cortex 115
hair cuticle 115
hair follicle 115
hair medulla 115
hair root 115
hair shaft 115
hard palate 120
Hassall corpuscle 105
Haversian cana 41
Haversian lamellae 42
Haversian system 41
H band 53
hCG 212
head of pancreas 151
heart 85
helicotrema 245
hematocrit 81
hematoxylin 2
hematoxylin and eosin staining 2
hemidesmosome 12

Henle loop 171
hepatic acinus 148
hepatic cord 147
hepatic lobule 145, 148
hepatic plate 147
hepatic portal hypertension 149
hepatic portal triad 146
hepatocyte 147
hepatopancreatic sphincter 152
Herring's body 184
heterochromatin 4
hilum 102
histochemistry 2
histology 1
Howship lacunae 39
hyaline cartilage 35
hypercalcemia 191
hyperthyroidism 190
hyponychium 116
hypophysis 182
hypothalamus 182
hypothyroidism 190
H 带 53

I

I band 53
ileum 139
immune response 97
immunofluorescence staining 3
immunohistochemical staining 2
incus 240
infundibular stem 184
infundibular stem of pituitary gland 183
infundibulum of uterine tube 219
initial segment of axon 62
inner circular muscle layer 129
inner circumferential lamellae 43
inner cortex 102
inner ear 241
inner limiting membrane 237
inner membrane 5
inner nuclear layer 237
inner plexiform layer 237
inner root sheath 115
insulin 153
integumentary system 110
intercalated disc 49, 56
intercalated duct 124
interlobar artery 176
interlobar vein 178
interlobular artery 146, 177
interlobular bile duct 146
interlobular duct 125
interlobular vein 146, 177
intermediate filament 6, 11
internal capsule 68
internal elastic lamina 88
internal os 214
internal urethral orifice 180
interneuron 67
interstitial cell 197
interstitial fluid 103
interstitial lamellae 42
interstitium testis 197
intestinal villi 136
intramural part of uterine tube 220
intrinsic factor 135
iris 229, 233
ischemic cardiomyopathy 95
islet of Langerhans 153
isthmus of thyroid 189
isthmus of uterine tube 220
I 带 53

J

jejunum 139
JGA (juxtaglomerular apparatus) 173
juxtaglomerular apparatus (JGA) 173
juxtaglomerular cell 173
juxtamedullary nephron 175

K

keratin 8
keratinization 14
keratinized stratified squamous epithelium 16
keratinocyte 12, 110
keratohyalin granule 110
kidney 168
Kupffer cell 148

L

labia minora 117
lamina limitans anterior 230
lamina propria 128
large artery 89
large intestine 141
large vein 95
laryngitis 158
larynx 157
lateral geniculate nucleus 68
layer of rod and cone 236
LCIS (lobular carcinoma in situ) 225
left atrium 86
left auricle 86
left lobe of liver 145
left ventricle 86
leiomyoma 58
leiomyosarcoma 58
lens 229, 238
lens capsule 238
lens epithelium 238
lens fiber 238
Leydig cell 197
LH 182, 183, 212
light band 53
limbus cornea 231
lingual tonsil 100
lining epithelia 18

lip 114
lipase 152
lipofuscin 3
liver 145
liver cirrhosis 148
lobular carcinoma in situ (LCIS) 225
loose connective tissue 28
lower respiratory tract 158
lymph 103
lymphadenitis 103
lymphatic system 97
lymph node 102
lymphocyte 26, 82
lymphoid nodule 98
lymphoid tissue 97

M

macrophage 26, 82
macula 229
macula densa 173
macula statica 243
main bronchus 160
main pancreatic duct 151
major calyx 170
male reproductive system 194
malleus 240
MALT (mucosa-associated lymphoid tissue) 98
mammary gland 222
mandible 124
mantle zone 98
Marfan syndrome 35
Masson trichrome staining 2
mast cell 25
masticatory mucosa 120
mature follicle 210
maxilla 124
M cell 138
medial geniculate nucleus 68
mediastinum testis 195

medium vein 94
medulla 68, 103
medullary cord 103
medullary ray 169
medullary sinus 103
megakaryocyte 83
Meibomian gland 117
Meissner corpuscle 114
Meissner's plexus 128
melanin 3
melanoma 114
melatonin 192
membrane protein 83
membranous labyrinth 242
membranous ossification 47
membranous wall of trachea 159
meninges 66
menstrual cycle 216
Merkel cell 114
mesenchymal cell 34
mesenchymal tissue 33
mesothelium 18, 87, 130
MI (myocardial infarction) 57, 96
microanatomy 1
microglia 64
microtubule 7
microvilli 14, 137
middle ear 240
middle ear infection 241
mineralocorticoid 188
minor calyx 170
miosis 233
mitochondria 5
M line 53
molecular layer 69
monocyte 82
motor axon terminal 54
motor end plate 54
motor neuron 54, 67
motor unit 54
MSH 182, 183
mucosa 127
mucosa-associated lymphoid

tissue (MALT) 98
mucosal epithelium 128
mucous gland 125
Müller cell 236
multipolar neuron 63
muscle cell 50
muscle fascicle 51
muscle fiber 50
muscle tissue 49
muscular artery 90
muscularis externa 129
muscularis mucosa 128
myasthenia gravis 56
mydriasis 233
myelin 62
myelinated fiber 72
myocardial infarction (MI) 57, 96
myocardium 87
myocyte 50
myofiber 50
myofibril 51
myofilament 52
myometrium 216
myosin 52
M 細胞 138, 140
M 線 53

N

nail 116
nail bed 116
nail matrix 116
nail plate 116
nail root 116
nasal cavity 155
nasal congestion 158
nasal mucosa 156
nasal vestibule 155
nasopharynx 100
natural killer cell 84
nephron 170
nerve fiber bundle 74
nerve fiber layer 237
neural ganglia 74

neural layer 236
neural retina 236
neural tissue 60
neuroglia 64
neurohypophysis 183
neuromuscular junction (NMJ) 54
neuron 60
neurotransmitter (NT) 76
neutrophil 27, 82
nipple 118
Nissl body 61
NK 細胞 84
NMJ (neuromuscular junction) 54
node of Ranvier 62
nonkeratinized stratified squamous epithelium 17
nonmyelinated fiber 73
noradrenaline 188
nose bleed 158
nostril 155
NT (neurotransmitter) 76
nuclear envelope 4
nuclear pore 4
nucleolus 4
nucleolytic enzyme 152
nucleus 4, 68

O

oblique muscle layer 129
odontoblast 123
odontoblastic process 123
olfaction 156
olfactory epithelium 156
olfactory gland 156
olfactory nerve 156
olfactory region 156
oligodendrocyte 64
oligodendroglia 64
oocyte 207
oogenesis 212
open circulation 109
optic disc 229

oral cavity 120
orbital cavity 227
organelle 5
organ of Corti 244
osseous semicircular canal 241
ossicle 240
osteoblast 39
osteoclast 39, 190
osteocyte 39
osteon 41
osteoporosis 48
osteoprogenitor cell 38
otolith 243
otolithic membrane 243
outer circumferential lamellae 43
outer cortex 102
outer longitudinal muscle layer 129
outer membrane 5
outer nuclear layer 236
outer plexiform layer 236
outer root sheath 115
oval window 240
ovarian cycle 212
ovary 206
ovulation 206
oxiphil cell 191

P

Pacinian corpuscle 114
palatoglossal arch 99
palatopharyngeal arch 99
palm 110
PALS (periarterial lymphatic sheath) 108
pancreas 151
pancreatic islet 153
Paneth cell 137
papillary dermis 111
papillary muscle 86
parasympathetic ganglia 75
parathormon 191

parathyroid gland 47, 191
parathyroid hormone (PTH) 191
paratine tonsil 99
paraventricular nucleus 184
parietal cell 135
parietal layer 171
parotid gland 124
pars distalis 183
pars intermedia 183
pars nervosa 184
pars tuberalis 183
PAS 染色 2
PCT (proximal convoluted tubule) 171
pectinate muscle 85
pemphigus 12
penile urethra 204
penis 114, 203
pepsinogen 135
peptidase 152
perforating canal 41
periarterial lymphatic sheath (PALS) 108
perichondrium 36
pericyte 95
perilymph 242
perimetrium 216
perimysium 51
perineum 221
perineurium 73
periodic acid-Schiff staining 2
periodontal ligament 124
periosteum 40
peripheral nervous system (PNS) 60, 72
peripheral zone 202
perisinusoidal space 148
peristaltic movement 129
peritubular capillary 177
Peyer's patch 138, 140
phagocytosis 82
pharyngeal tonsil 100
phechromocytoma 189

pia mater 67
pineal astrocyte 192
pineal gland 192
pinealocyte 192
pituicyte 184, 185
pituitary adenomas 186
pituitary gland, hypophysis 182
plasma cell 26
platelet 83
plicae circulares 136
pneumoconiosis 166
pneumocyte 164
PNS (peripheral nervous system) 60, 72
podocyte 170
polar body 212
portal lobule 148
posterior chamber 229
posterior horn 71
posterior lobe 183
posterior pituitary 183
posterior root 74
postsynaptic dendrite 76
postsynaptic neurons of parasympathetic nerve system 75
postsynaptic neurons of sympathetic nerve system 75
predentin 123
prepuce 117
presbyopia 239
presynaptic axon terminal 76
primary follicle 209
primary spermatocyte 196
primordial follicle 209
prostate gland 201
prostate specific antigen (PSA) 203
prostatic concretion 202
prostatic gland 202
prostatic urethra 202
proximal convoluted tubule (PCT) 171

proximal straight tubule 172
PSA (prostate specific antigen) 203
pseudostratified epithelium 13
pseudounipolar neuron 63
PTH (parathyroid hormone) 191
pulmonary artery 96
pulp cavity 123
pupil 229, 233
Purkinje cell layer 70
Purkinje fiber 87
pylorus 133

Q

quadrate lobe of liver 145

R

radial artery 90
ramus of mandible 124
Rathke's pouch 185
RBC (red blood cell) 81
rectal hemorrhoid 149
rectum 141
red blood cell (RBC) 81
red bone marrow 45
red pulp 107
Reissner membrane 243
renal artery 90, 176
renal column 169
renal corpuscle 170
renal papilla 169
renal pelvis 170
renal pyramid 169
renal sinus 169
renal vein 178
renin 175
renin-angiotensin-aldosterone system 175
rER (rough endoplasmic reticulum) 5
respiratory bronchiole 163

respiratory epithelium 18
respiratory portion 163
respiratory region 156
respiratory system 155
rete testis 195, 197
reticular connective tissue 32
reticular dermis 111
reticular fiber 27
reticularis 188
reticulum trabeculare 231
retina 229, 235
retinal pigment epithelial layer 235
retinal pigment epithelium 235
rickets 48
right atrium 85
right auricle 85
right lobe of liver 145
right ventricle 86
rigor mortis 56
rod cell and cone cell 236
rough endoplasmic reticulum (rER) 5
round window 245
Ruffini's corpuscle 115

S

sacculus 241, 243
salivary gland 124
sarcolemma 50
sarcomere 51
sarcoplasm 50
sarcoplasmic reticulum 50
satellite cell 50, 65
scala media 243
scala tympani 245
scala vestibule 244
Schwann cell 65
sclera 228, 232
scleral venous sinus 231
scurvy 35
sebaceous gland 117

sebum 117
secondary follicle 210
secondary spermatocyte 196
secretory acini 124, 152
sectioning 1
segmental branching of bronchus 165
sella turcica 182
semicircular duct 241
seminal fluid 201
seminal vesicle 201
seminiferous epithelium 195
sensorineural hearing loss 241
sensory ganglia 74
sensory hair cell 242
sensory neuron 67
sentinel lymphoid node 103
septal wall of alveolus 165
septa testis 195
sER (smooth endoplasmic reticulum) 6
serosa 129
serous demilune 126
serous gland 125
Sertoli cell 195
Sharpey fiber 43
sickle cell anemia 84
sigmoid colon 141
simple acinar gland 20
simple branched acinar gland 20
simple branched tubular gland 19
simple coiled tubular gland 19
simple columnar epithelium 16
simple cuboidal epithelium 15
simple epithelium 12
simple squamous epithelium 15
simple tubular gland 19
sinusoid 93, 147
skeletal muscle 49
skeletal muscle fiber 50
skin 110
sliding filament theory 54
small artery 91
small intestine 136
smooth endoplasmic reticulum (sER) 6
smooth muscle 50
smooth muscle cell 58
SNS 60
soft palate 120
sole 110
somatostatin 153
space of Disse 148
space of Fontana 231
specialized cardiac muscle cell 87
special sensory system 227
spermatid 196
spermatogenic cell 195
spermatogonia 196
spermatozoa 196
spermiogenesis 195
sphenoid bone 182
sphincter of Oddi 152
sphincter pupillae 233
spinal cord 70
spinal ganglia 63, 74
spleen 107
splenic artery 90
splenic cord 108
splenic nodule 107
splenic sinus 108
splenomegaly 109
sponge bone 40
squamous cell carcinoma 113
squamous epithelium 13
staining 1
stapes 240
statoconia 243
stereocilia 14, 199
stomach 133
stratified columnar epithelium 17
stratified cuboidal epithelium 17
stratified epithelium 13
stratum basale 111, 214
stratum corneum 110
stratum functionale 215
stratum granulosum 110
stratum lucidum 110
stratum spinosum 111
striated border 140
striated duct 125
stroma iridis 233
styloid process of temporal bone 124
subara-chnoid space 67
subdural space 66
subendocardial layer 87
subendothelial layer 88
subepicardial connective tissue 87
sublingual gland 126
submandibular gland 125
submucosa 128
subnuclear vacuolation 217
subserosa 130
substantia propria cornea 230
sulcus terminalis 121
supraoptic nucleus 184
suprarenal artery 90
surface active agent 161
surfactant 161, 164
sympathetic ganglia 75
synapse 76
synaptic cleft 76
S 状結腸 141

T

T_3 189
T_4 189
tail of pancreas 151

taste bud　121
tectorial membrane　244
teniae coli　141
terminal bronchiole　161
terminal cisternae　52
testis　194
testis-blood barrier　198
testosterone　197
theca externa　208
theca interna　208
theca lutein cell　211
thick ascending limb of Henle loop　172
thick descending limb of Henle loop　172
thin ascending limb of Henle loop　172
thin decending limb of Henle loop　172
thymic corpuscle　105
thymocyte　105
thymus　104
thyroid gland　189
tissue　1
tissue preparation　1
Tomes' fiber　123
tonsil　98, 99
tonsillitis　101
tooth　122
trabeculae carneae　86
trabecular meshwork　231
trachea　158
tracheal cartilage　159
tracheal gland　159
trachealis　159
tract　68
trans-face　5
transitional epithelium　14, 17, 179
transitional zone　202
transverse colon　141
transverse tubule　52
triad　53
triangle of neck　125
trigone of bladder　180

true vocal cord　157
TSH　182, 183
tubulin　7
tunica adventitia　89
tunica albuginea　194, 203, 207
tunica intima　88
tunica media　88
tunica vaginalis　194
two phospholipid bilayer　4
tympanic membrane　240
type I alveolar cell　164
type I fiber　55
type II alveolar cell　164
type II a fiber　55
type II b fiber　55
T細管　52
T細胞　84
Tリンパ球　84

U

ulnar artery　90
uncinate process of pancreas　151
unicellular gland　18
unipolar neuron　63
upper respiratory tract　155
uremia　119
ureter　178
urinalysis　176
urinary bladder　179
urinary pole　171
urinary system　168
urination　203
uterine tube　219
uterus　213
utriculus　241, 243
uveal tract　228
uvula　120

V

vagina　221
vaginal fornix　214

valve　86
vasa recta　177
vasa vasorum　89
vascular pole　171
vascular tunic　228, 233
vasopressin　176
venous valve　94
ventricular fold　157
venule　94
vestibular membrane　243
vestibule　241
vestibulocochlear nerve　241
vibrissae　155
villi　134
vimentin　8
visceral layer　170
vitreous cavity　229
vitreous humor　232
vitreous membrane　115
vocalis muscle　157
Volkmann canal　41
Von Ebner gland　122

W

WBC(white blood cell)　82
white blood cell(WBC)　82
white matter　68
white pulp　107

Y

yellow bone marrow　45

Z

Z disc　53
Z line　53
zona pellucida　208
zonula adherens　11
zonula occludens　10
zonular fiber　228, 234
zonular of Zinn　228, 234
Z線　53
Z板　53

● 著者

リサ・M・J・リー(Lisa M. J. Lee, PhD)
コロラド大学医学部准教授(細胞生物学・発生生物学)。

● 監訳者

樋田一徳(といだ・かずのり)
1985年愛媛大学医学部卒業。同大学院修了。熊本大学医学部,九州大学医学部,徳島大学医学部を経て,現在,川崎医科大学解剖学主任教授,大阪大学客員教授(超高圧電子顕微鏡センター特任教授)。オックスフォード大学グリーンテンプルトンカレッジ客員学術フェロー(2017年)。

● 訳者

園田祐治(そのだ・ゆうじ)
1992年岡山大学理学部卒業。同大学院修了。川崎医科大学解剖学助手,講師を経て,現在,川崎医療福祉大学医療福祉学部保健看護学科・総合教育センター教授。

カラー ポケット組織学

2018年3月1日　初版第1刷発行

著　者　リサ・M・J・リー
監訳者　樋田一徳
訳　者　園田祐治
発行人　西村正徳
発行所　西村書店
　　　　東京出版編集部　〒102-0071 東京都千代田区富士見2-4-6
　　　　　　　　　　　　Tel.03-3239-7671　Fax.03-3239-7622
　　　　　　　　　　　　www.nishimurashoten.co.jp
印　刷　三報社印刷株式会社
製　本　株式会社難波製本

本書の内容を無断で複写・複製・転載すると,著作権および出版権の侵害となることがありますので,ご注意下さい。
ISBN978-4-89013-482-3